JN043928

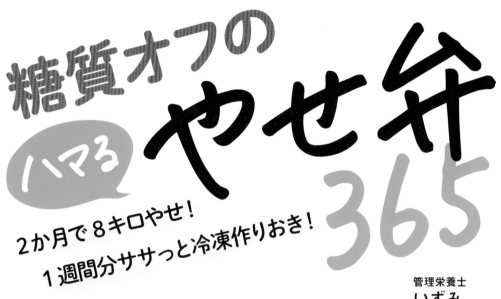

糖質オフの ハマる やせ弁 365

2か月で8キロやせ！

1週間分ササっと冷凍作りおき！

管理栄養士
いずみ

KADOKAWA

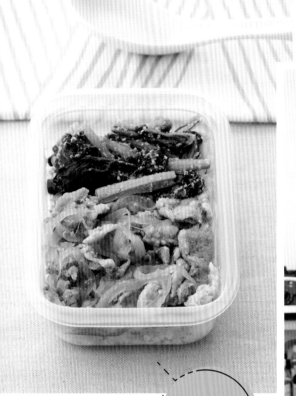

おかずの下は
オートミール
ごはん

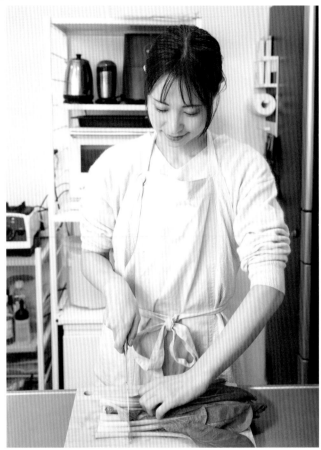

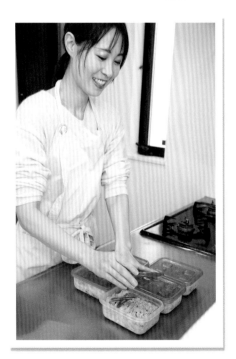

糖質オフ＆
栄養バランス
ばっちり！

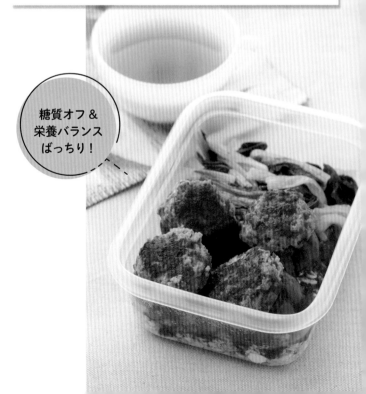

はじめに

いつもユーチューブやインスタグラムを見てくださっているみなさん、そしてこの本で初めてお目にかかるみなさん、管理栄養士・いずみです。

私は現在、1児のママです。みなさんも産後、いろいろなダイエット法を試されたかと思います。私自身、産後やせたいなと思ってはいたものの、子供が生まれたばかりで、体もボロボロで中々思うように食事を作ることも食べることもできませんでした。さらに授乳中でもあったので、やせたいとは思いつつ、栄養はしっかりとりたいなと考えていました。

そんなときに出会った食材がオートミールです。オートミールは糖質は低いのに栄養価は高く、まさに当時の私にぴったりの食材でした。オートミールを主食にしたお弁当を平日5日分作りおきすることによって、いつでも手軽にヘルシーで栄養満点なお弁当を食べることができるようになり、時間にも余裕ができました。

このお弁当を生活に取り入れ、1日1回食事に置きかえて食べることで、2か月で8kgのダイエットに成功し、妊娠する前と同じ体重に戻りました。それ以来、リバウンドすることもなく、同じ体重をキープしています。

平日5日間はこのやせ弁を食べて暴飲暴食せず節制していますが、週末は好きなものを食べているのでストレスはありません。

この本には52週分（なんと約1年分）のレシピを掲載しました。管理栄養士の経験を活かし、どれも栄養バランスを考えたお弁当になっています。料理初心者でも、忙しくて時間がない方でも身近な食材や調味料で作りやすいレシピです。1週目から始める必要はありません、好きなお弁当から、是非トライしてみてください。

Izumi

CONTENTS

PART 1 やせ弁を
始めてみよう！
*1〜13週*のお弁当

PART 2 お腹まわり
スッキリしてきた？
*14〜27週*のお弁当

PART 3 小顔＆美肌に
なってきたかも！
*28〜40週*のお弁当

PART 4
さあ、ラストスパート!
何kgやせた?
41〜52週のお弁当

本書の使い方

・大さじ1=15㎖、小さじ1=5㎖、1カップ=200㎖
です。

・電子レンジの加熱時間は600Wの場合です。
500Wの場合は1.2倍、700Wの場合は0.7倍の
時間を目安にしてください。

・レシピに記載がなくても、野菜は調理前に洗う、
皮をむくなどの下ごしらえを行ってください。

・つけ合わせのブロッコリーや小松菜などは、お好
みの野菜に変更可能です。

STAFF

ブックデザイン／大藪胤美、水島安佐美（フレーズ）

撮影／田辺エリ

スタイリング／林めぐみ

DTP／山本秀一、山本深雪（G-clef）

校正／文字工房燦光

調理補助／池上悦美、加藤彩子、さくらいしょうこ

編集協力／三浦良江

編集担当／今野晃子（KADOKAWA）

「いずみ流 やせ弁」について

- この本のお弁当は、オートミールと豆腐を混ぜた「オートミールごはん」の上に、おかずをのせるのが基本スタイルです。

- オートミールを水ではなく豆腐と混ぜてごはん化すると、ねちょねちょ感が減ってオートミールをおいしく食べられます。

- 豆腐と混ぜたオートミールごはんは、やせ弁を食べる際、解凍するタイミングでレンジ加熱すればOK。加熱後はオートミールが固まる前によく混ぜてから食べてください。

- 豆腐はいろいろ試してみて、歯ごたえや水分量がぴったりだった木綿豆腐を使用していますが、レシピによっては絹ごし豆腐を使うものもあります。各レシピでご確認ください。

- お弁当箱は容量がちょうどよく冷凍室にも収納しやすい「ジップロックコンテナー480mℓ（縦117mm×横156mm×高さ53mm）」を使用しています。

- 各レシピに記載している栄養価の糖質量には、ラカント®の糖質量は含まれていません。

「いずみ流 やせ弁」の
５つ のポイント

主食をごはんやパンからオートミールにかえることが大前提。
加えてちょっとポイントをおさえれば、
心も体もスッキリ！

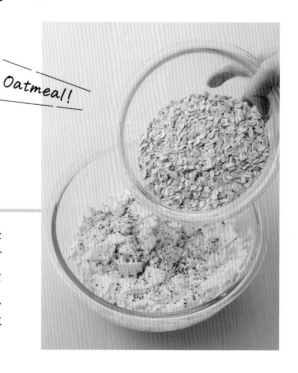

Oatmeal!

１ オートミールを主食に！

「やせ弁」の主役、オートミールは、オーツ麦の皮をむいて加工し、食べやすくしたもの。お米に比べて食物繊維は18倍、ミネラルやビタミン類も多く含まれます。おかずを作ったときの残ったたれやごま油、削り節、しょうゆなどを混ぜ、オートミール独特のにおいが苦手でもおいしく食べられるようにしました。

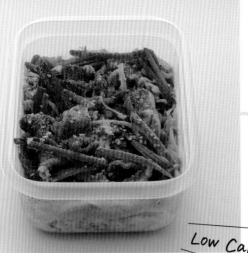

2 カロリー控えめで安心

オートミールのカロリーは、100gあたり350kcal。この本のレシピで使用するオートミールは、1食分40g＝140kcalだから、1膳約250kcalのごはんに比べてグーンと低カロリーになります。

Low Calorie!

Filling!

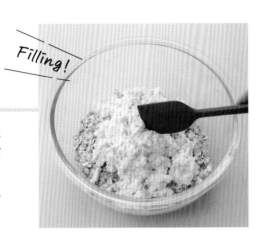

3 少量でおなか満足

オートミールに豆腐を混ぜたオートミール豆腐ごはんが主食なので、水でオートミールをもどすよりも食べやすく、ボリュームがあります。見た目はお米よりも少なく感じるかもしれませんが、たんぱく質や食物繊維が豊富で、おなかに溜まりやすく少量でも満足感があります。

Simple!

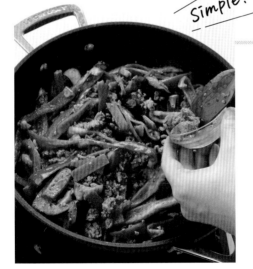

4 材料も調味料もシンプルに

週末まとめ買いして、毎日無理なく続けられるように材料は4〜5品、調味料も基本の調味料だけで作れるようにしています。よく見る食材・調味料ばかりなので、料理が苦手でも簡単に作ることができます。

Healthy!

5 バランスよく栄養がとれる

健康的にやせるためには、栄養バランスが大切です。糖質量やカロリーが控えめなだけではなく、肉や魚、野菜も多く入っているお弁当なので、たんぱく質や食物繊維も豊富です。

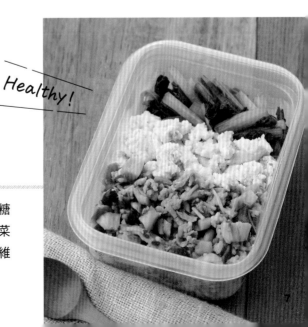

「いずみ流 やせ弁」の 食べてやせるルール

☑ 1日1回食べましょう

やせ弁を食べるのは、昼食か夕食がおすすめ。日によって食べるタイミングが変わっても大丈夫です（食べごたえがあるので、朝食には少し重たいかもしれません）。その日の都合に合わせて「1日1回食べること」、これを基本ルールにし、ほかの2食はいつも通りの食事でOKです！

☑ 一度に5食分作って冷凍保存

やせ弁のレシピの分量は、1人分のお弁当5個分です。時間があるときに同じものを5食分作って弁当箱に詰め、冷凍保存することでいつでも好きなタイミングで食べることができます。また日持ちするので、数種類ストックしておくと毎日交互に違うお弁当を楽しめます。1週間のうち2日は自由に食べてかまいません。

☑ 食べるときはレンジで解凍

冷凍したお弁当は、電子レンジで解凍するといつでもホカホカの状態で味わえます。解凍時間は、600Wのレンジなら約6分が目安。チーズがのっているお弁当はチーズが溶けるまで温めてください。

お弁当をレンチンするのは「食べる直前」がベスト！朝に解凍して持っていくとオートミールごはんが冷えて固まり、おいしさが半減してしまいます。

外出先にレンジがない場合は、朝スープジャーに移し替えて保温して持っていくのが◎。レンジでお弁当を温めている間、スープジャーに熱湯を入れて保温してからお弁当の中身を移し替えます。保温時間は4〜5時間です。

☑ 大事なのは続けること

栄養たっぷりのやせ弁を毎日食べることによって腸内環境が変わっていき、やせやすい体質になっていきます。習慣化すれば、一生太らない体型が手に入ります。

この本で使った
オートミール&調味料

ふだん、愛用している食材を紹介します。オートミールはインターネットなどで
まとめて購入することが多いです。

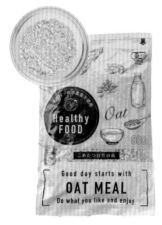

オートミール

主役のオートミールは有機認証品で、「ロールドオーツ」の表示があるものをチョイス。厚みとうまみがあるのが特徴です。

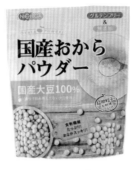

おからパウダー

豆腐を作る際に残るおからを乾燥させてパウダー状にしたもので、糖質が少なく、食物繊維が豊富です。粒子の細かい微粉・超微粉タイプを選べば小麦粉や片栗粉と同じように使えます。

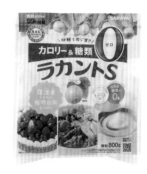

ラカント®

ウリ科の植物「羅漢果」に天然の甘み成分をプラスして作られる甘味料。砂糖と同じ甘さなのにカロリーはゼロで、少ない量で甘さを楽しめます。

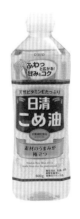

米油

他の油と比べて、クセがなく酸化しにくい油なので、炒め物や揚げ物（揚げ焼き）のときにフル活用しています。

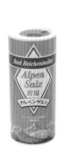

塩

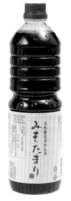

しょうゆ

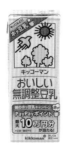

豆乳

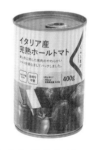

トマト缶

トマト味にするときはケチャップを使うと手軽ですが、ケチャップは糖質量が多め。なるべくトマト缶を煮詰めてソース状にし、塩こしょうなどで味つけするのがおすすめです。

大豆粉

青臭みやえぐみのもとになる酵素の働きを抑えた「失活大豆粉」を選びましょう。仕上がりを香ばしくしたい場合はおからパウダーでなく大豆粉を使うのがおすすめです。

9

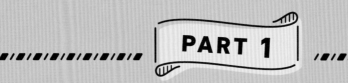

PART 1

やせ弁を
始めてみよう！
1〜13週 のお弁当

「1週間に1回、5食分のお弁当を作って冷凍する」、
これが、いずみ流やせ弁の基本です。このルーティンに慣れ、
オートミールごはんにも慣れていきましょう。

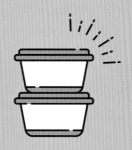

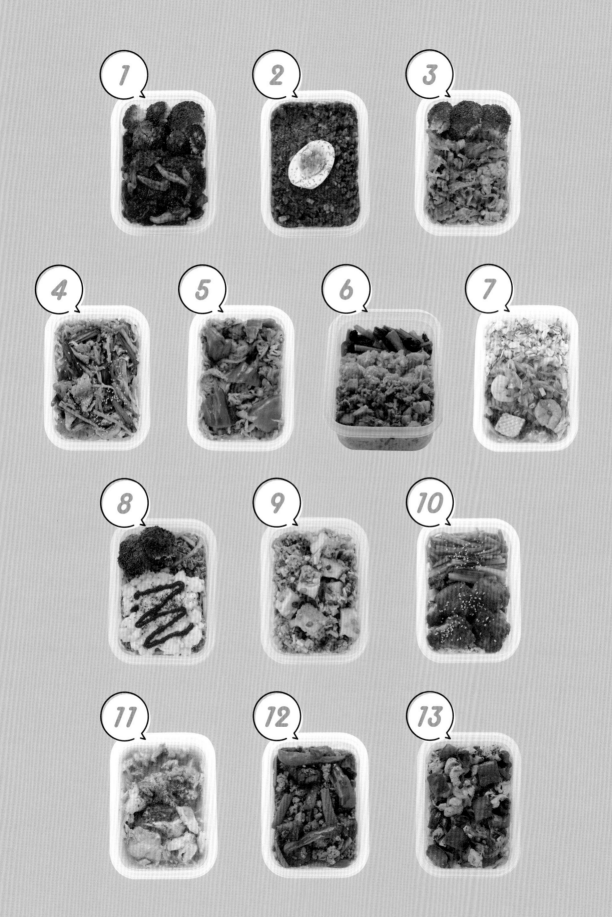

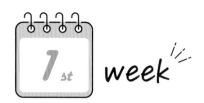

超低糖質ハンバーグ弁当

お弁当にも、ふだんのおかずにもうれしいハンバーグ。
糖質のかたまりのパン粉を使わず、豆腐をつなぎにしてグンと糖質オフに。

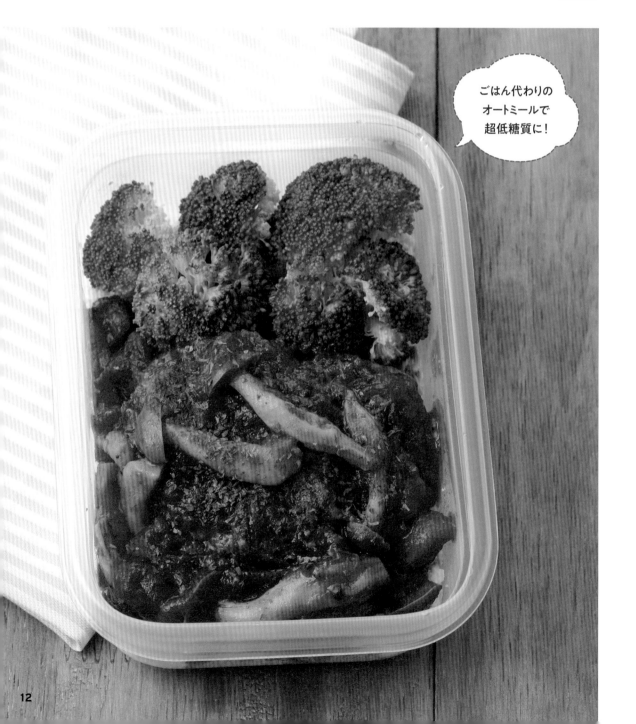

ごはん代わりの
オートミールで
超低糖質に！

5食分材料表

A	合いびき肉	300g
	木綿豆腐	200g
	玉ねぎ (みじん切り)	1個 (200g)
	塩	小さじ1程度
	こしょう、ナツメグ	各適量
	おからパウダー	大さじ1〜2
	油	大さじ1
	カットトマト缶	1缶
	しめじ	1袋 (100g)
B	しょうゆ	大さじ½
	ラカント®	小さじ2
	塩、ブラックペッパー	各少々
	ハーブ (オレガノ、バジルなど)	あれば適量
	ブロッコリー	適量

オートミール		200g
木綿豆腐		400g
ドライパセリ		適量

1食あたり
糖質 **31.0**g
444 kcal
たんぱく質 **28.4**g
食物繊維 **9.9**g

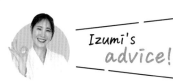

Izumi's advice!

ハンバーグは色よく焼いて香ばしさをつけます。その後、トマト缶としめじを加えて煮こむので、ここではまだ中まで火を通さなくて大丈夫。

ハンバーグ

作り方

1 Aの玉ねぎは油適量（分量外）を熱したフライパンで飴色になるまで炒め、冷ましておく。ボウルにAを入れてよく混ぜ、おからパウダーを加えて粘りけが出るまでしっかり混ぜる。5等分にしてハンバーグ状に整える。

2 フライパンに油を熱して1を入れ、真ん中をくぼませる（焼きムラ防止のため）。両面をよく焼いたら、トマト缶、しめじを加え、ふたをして5分煮る。

3 ハンバーグを取り出し、残ったソースにBを加えてひと煮立ちさせる。

> **Point!**
>
> ハンバーグをおいしくしてくれる飴色玉ねぎ。肉だねに豆腐を混ぜているため、肉だねの水分量を減らしおいしく仕上げるためにも必要な工程。

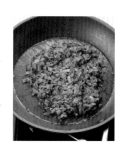

オートミールごはん

作り方

オートミールとくずした豆腐を混ぜ合わせる（好みで塩とブラックペッパー各少々〈分量外〉を混ぜてもOK）。混ぜるときは、切るように混ぜ合わせると、オートミールがべちゃっとせず、パラッと仕上がる。弁当箱に⅕量ずつ詰め、ハンバーグ（ソースも含む）とブロッコリーを生のまま入れ、ドライパセリをふる。ブロッコリーは食べる際にレンジで加熱するので、そのまま詰めてOK。

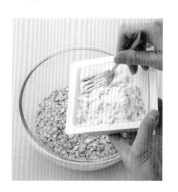

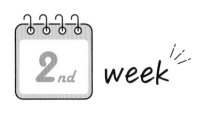

キーマカレー弁当

炒めたひき肉、野菜、きのこをトマト缶で煮こむヘルシーカレー。
水を加えないから濃厚な味になり、オートミールも食べやすく。

ゆで卵を
トッピングして
満足度アップ

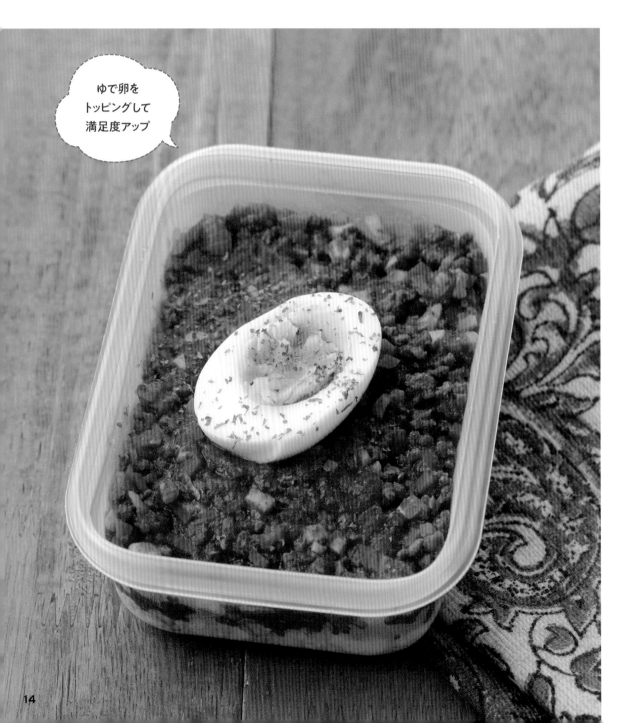

5食分材料表

合いびき肉	300g
にんじん	1本 (150g)
玉ねぎ	1個 (200g)
エリンギ	1袋 (100g)
油	適量
A おろししょうが、おろしにんにく	各大さじ1
B ホールトマト缶	1缶
しょうゆ、ラカント®	各大さじ1
カレー粉	大さじ3 (18g)
ローリエ	あれば1枚
塩	小さじ1
ゆで卵、ドライパセリ	各適量
オートミール	200g
木綿豆腐	400g

1食あたり
糖質 **34.7**g
473 kcal
たんぱく質 **28.3**g
食物繊維 **9.4**g

キーマカレー

作り方

1 にんじん、玉ねぎ、エリンギはみじん切りにする。

2 フライパンに油と**A**を入れて火にかけ、香りが出てきたら合いびき肉を加えて炒める。肉に火が通ったら、にんじん、玉ねぎ、エリンギを加えて2~3分炒める。

3 野菜がしんなりしたら、**B**を加えて7~10分煮こむ。トマトの形がくずれるくらい煮詰まったら、塩や好みのスパイス(あればでOK。分量外)で味を調える。

Point!

トマト缶やカレー粉を加えるのは、野菜によく火を通してから。にんじんや玉ねぎがしんなりしたのを目安に加えるとよい。

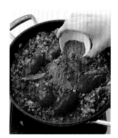

オートミールごはん

作り方

オートミールとくずした豆腐を切るように混ぜ合わせ(好みで塩とブラックペッパー各少々を混ぜてもOK)、弁当箱に詰める。キーマカレーをかけ、半分に切ったゆで卵をのせてパセリをふる。

Izumi's **advice!**

スパイス好きの方は、クミン、コリアンダー、カルダモン、チリパウダーなどを加えてみて! グッと本格的な味になりますよ。

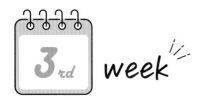

しょうが焼き弁当

豚こまが冷凍・解凍後もかたくなりにくいように、おろし玉ねぎをもみこみます。
風味もよくなり、甘辛い味つけともよく合います。

フライパンで

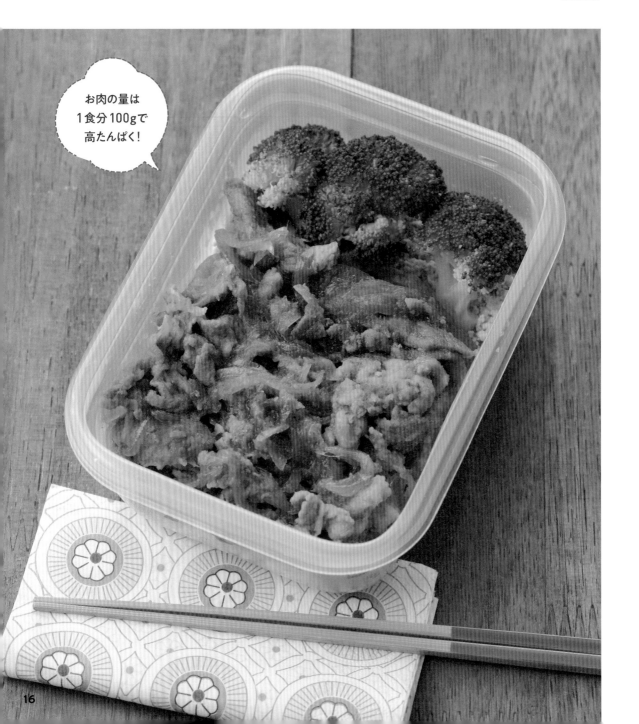

お肉の量は
1食分100gで
高たんぱく!

5食分材料表

豚こま切れ肉 ……………………… 500g

玉ねぎ（¼個はすりおろし、残りは薄切り）
………………………………… 1個（200g）

しょうが（すりおろす）………………… 50g

おからパウダー …………………… 大さじ1

油 ………………………………… 大さじ1

A ［ 酒、しょうゆ、ラカント®
　　　　　　　　　　　　　各大さじ4

オートミール ……………………… 200g

木綿豆腐 …………………………… 400g

しょうが焼きのたれ ……………… 残り全量

ブロッコリー ………………………… 適量

1食あたり

糖質 **29.3**g

473 kcal
たんぱく質 **32.1**g
食物繊維 **6.8**g

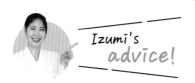

Izumi's advice!

おからパウダーを片栗粉の代わりに使っています。サラサラして使いやすく、食物繊維を多く含んでいるからダイエットパワーも。

しょうが焼き

作り方

1 ボウルに豚肉、すりおろした玉ねぎとしょうがを入れて混ぜる。おからパウダーを加えて全体にまんべんなくまぶし、15分おく。

2 フライパンに油を熱して*1*を炒める。色が変わったら、玉ねぎの薄切りを加え、透き通ってくるまで炒める。

3 *2*にＡを加えて炒め、味をなじませる。

(**Point!**)

豚肉に焼き色がついてきたら玉ねぎを加え、透き通るまで炒めて甘みを引き出すとよい。

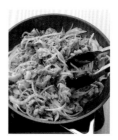

オートミールごはん

作り方

1 しょうが焼きを作ったときにできたたれを少し煮詰める。

2 ボウルにオートミール、くずした豆腐、*1*を入れて切るように混ぜ合わせ、弁当箱に詰める。しょうが焼きをのせて生のままブロッコリーを添える。

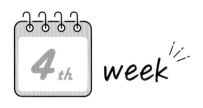

プルコギ弁当

豚こま＋レンジで人気の韓国料理をお手軽に！
野菜たっぷりだからカラフルに仕上がり、ふたを開けるのが楽しみになります。

電子レンジで

3色の野菜と
お肉を豆板醬で
ピリ辛に！

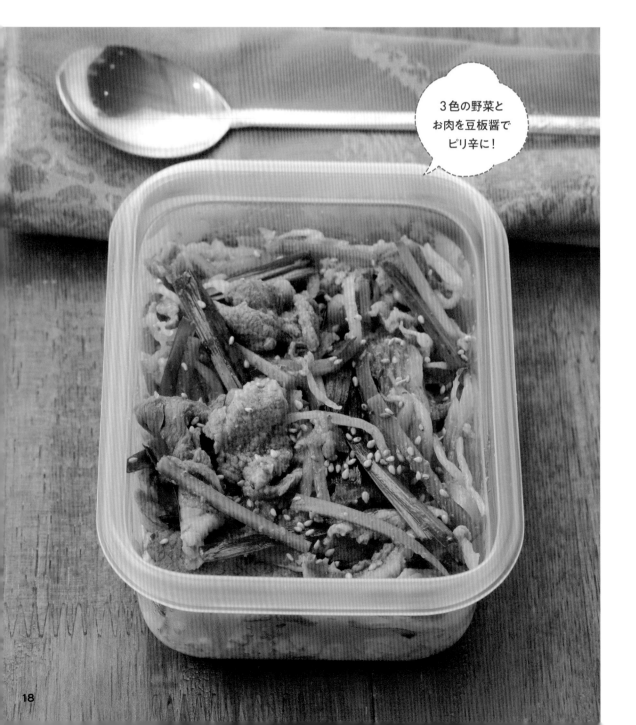

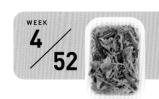

5食分材料表

豚こま切れ肉	400g
玉ねぎ (¼個はすりおろし、残りは薄切り)	
	1個 (200g)
もやし	1袋 (200g)
にんじん (細切り)	1本 (150g)
ニラ (3〜4cmのざく切り)	1束 (100g)
A ┌ ラカント®	大さじ4
│ しょうゆ	大さじ3
│ 酒、ごま油	各大さじ2
│ みそ、豆板醤、おろしにんにく	
└	各大さじ1
塩、こしょう	各少々
オートミール	200g
木綿豆腐	400g
プルコギのたれ	半量〜全量
白いりごま	適量

1食あたり

糖質 **32.5g**

456 kcal
たんぱく質 **27.5g**
食物繊維 **7.1g**

Izumi's *advice!*

特別な調味料を使わず、みそや豆板醤、ごま油など、家にある調味料を合わせればOK。少し甘めの味つけがおすすめです。

プルコギ

作り方

1 耐熱容器に豚肉、すりおろした玉ねぎ、Aを入れて混ぜ、10分ほどおく。

2 もやしは耐熱性のポリ袋に入れて電子レンジ (600W) で1分30秒加熱する。粗熱がとれたら、袋につまようじで穴をあけてから水けをしぼる。

3 1に薄切りにした玉ねぎ、にんじんを加え、ふわっとラップをかけて電子レンジ (600W) で6分加熱する。取り出して混ぜ、再びラップをかけて3分加熱する (肉に火が通っていなかったら、追加で加熱する)。

4 3に2とニラを加えて混ぜ、塩、こしょうで味を調える。

Point!

ニラは生でも食べられるので、豚肉と野菜の加熱直後に加えて混ぜるだけでOK。余熱でしんなりして、ほかの具となじむ。

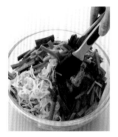

オートミールごはん

作り方

ボウルにオートミール、くずした豆腐、ボウルに残ったプルコギのたれ (汁の量が多い場合は、鍋に移して少し煮詰めてもよい) を入れ、切るように混ぜ合わせる。弁当箱に詰め、プルコギをのせて白ごまをふる。

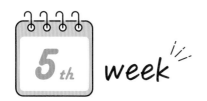
豚こまの玉ねぎソース弁当

豚こまにマヨネーズをもみこめば、冷凍・解凍後もかたくなりにくいのでおすすめ。
玉ねぎと合わせて甘辛味にすれば、冷めても冷凍しても美味。

フライパンで

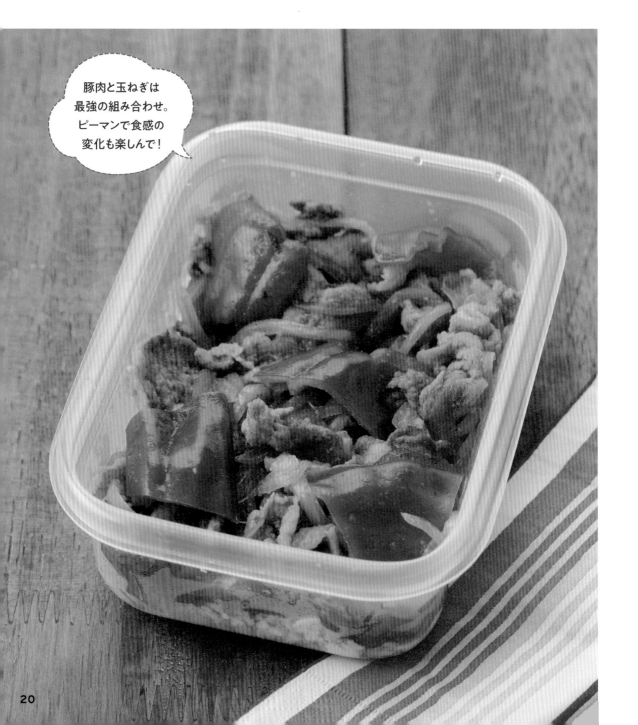

豚肉と玉ねぎは
最強の組み合わせ。
ピーマンで食感の
変化も楽しんで!

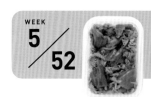

5食分材料表

豚こま切れ肉	500g
玉ねぎ (薄切り)	1個 (200g)
ピーマン (小さめの乱切り)	1袋 (4〜5個)
マヨネーズ	大さじ1
塩、こしょう	少々
大豆粉	大さじ2

A ┌ しょうゆ、りんご酢*、ラカント®
　　各大さじ4
　└ おろしにんにく ……… 大さじ1

＊本書のレシピではりんご酢を使っていますが、好みの酢を使ってOK。

オートミール	200g
木綿豆腐	400g
削り節	小袋1パック

1食あたり
糖質 30.6g
463kcal
たんぱく質 32.2g
食物繊維 6.0g

Izumi's advice!

肉にきれいな焼き目をつけたいときは、おからパウダーより、焼き目がつきやすい大豆粉の使用がおすすめ。

豚こまの玉ねぎソース

作り方

1 豚肉に塩、こしょうで下味をつけてマヨネーズをもみこみ、10分おく。

2 1に大豆粉をまぶし、油を引かずにフライパンに入れ、中火で両面を焼く。焼き目がついたら一度取り出す。

3 同じフライパンで玉ねぎを炒める（油分が足りなかったら油を加える）。玉ねぎが透き通ってきたら、Aを加えて煮詰める。

4 ほどよく煮詰まってきたら、2の豚肉とピーマンを加え、火を通しながら調味料をからめる。

Point!

豚肉は塩とこしょうで下味をつけた後、マヨネーズをもみこむと、冷凍・解凍後も味が落ちにくく、かたくなりにくい。

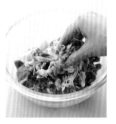

オートミールごはん

作り方

ボウルにオートミール、くずした豆腐、削り節を入れて切るように混ぜ合わせる。弁当箱に詰め、豚こまの玉ねぎソースをのせる。

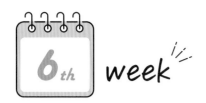

モリモリきのこの鶏そぼろ丼弁当

なんと、きのこの使用量は鶏肉の倍以上！
うまみも食物繊維も、ヘルシーさも十分で、お弁当箱を開けるのが楽しみな3色丼。

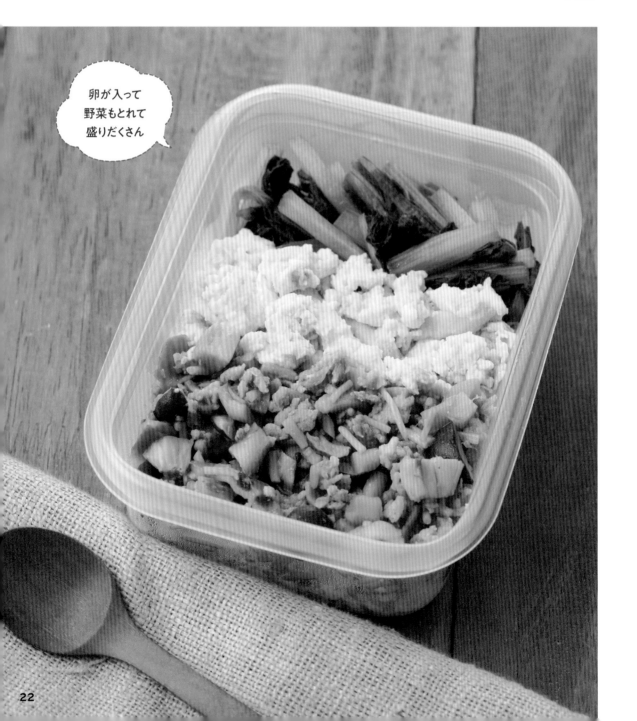

卵が入って
野菜もとれて
盛りだくさん

5食分材料表

鶏ひき肉	200g
しめじ	1袋 (100g)
えのきたけ	1袋 (200g)
エリンギ	1袋 (100g)
まいたけ	1袋 (100g)
A しょうゆ	大さじ3
酒、ラカント®、おろししょうが	各大さじ2
卵	4個
マヨネーズ	大さじ2
小松菜 (3〜4cm長さ)	1束 (200g)
B しょうゆ	小さじ2
酒、ラカント®	各小さじ1
オートミール	200g
木綿豆腐	400g
削り節	小袋1パック

1食あたり

糖質 **28.9**g

432 kcal
たんぱく質 **28.1**g
食物繊維 **8.9**g

Izumi's *advice!*

きのこ類には他の野菜にはあまり含まれていないビタミンDが豊富。ビタミンDは免疫力を高め、カルシウムの吸収を助ける働きがある大切な栄養素です。

きのこの鶏そぼろ

作り方

1 きのこ類はすべて細かく切る。

2 フライパンに **A** と鶏ひき肉を入れてへらでくずし、**1** を加えて軽く混ぜ、火にかける。肉が固まらないように混ぜながら煮詰める。

Point!

たっぷり使うきのこ類から水分がかなり出てくる。そのきのこのうまみをひき肉になじませるように炒めて。

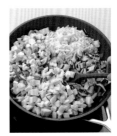

炒り卵

作り方

1 ボウルに卵を割りほぐし、マヨネーズを加えてよく混ぜる。

2 フライパンを熱して **1** を流し入れ、菜箸で混ぜながらポロポロになるまで火を通す。

Point!

マヨネーズを加えると、冷凍・解凍後も卵がパサつきにくい。

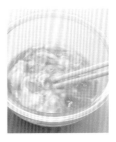

小松菜の炒め煮

作り方

フライパンに小松菜と **B** を入れ、汁けがなくなるまで炒める。

オートミールごはん

作り方

ボウルにオートミール、くずした豆腐、削り節を入れて切るように混ぜ、弁当箱に詰める。上にきのこの鶏そぼろ、炒り卵、小松菜の炒め煮をのせる。

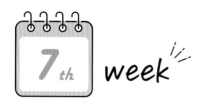

7th week

海鮮あんかけチャーハン弁当

オートミール、キャベツ、豆腐を使ってチャーハン風にし、
塩味のとろみをつけたシーフードミックスをたっぷり！

フライパンで

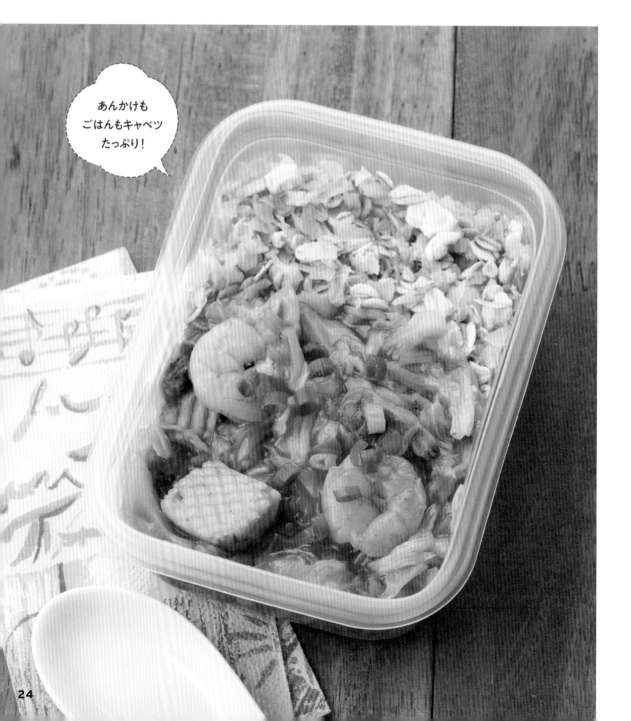

あんかけも
ごはんもキャベツ
たっぷり！

5日分材料表

シーフードミックス (塩水につけて解凍)
……………………………………300g

キャベツ (半分はざく切り、
　残りはみじん切り)………1個 (1200g)

木綿豆腐………………………………300g

おろししょうが…………………大さじ1

ごま油……………………………大さじ3

A ┌ しょうゆ………………………大さじ3
　└ 酒、ラカント®……………各大さじ2

塩、こしょう……………………各少々

水溶き片栗粉
　………………片栗粉小さじ2＋水大さじ2

小ねぎ (小口切り)…………………適量

オートミール……………………………150g

1食あたり
糖質
29.6g

342 kcal
たんぱく質　20.8g
食物繊維　　8.3g

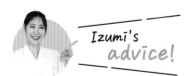

Izumi's
advice!

シーフードミックスは塩分濃度3%
(100mlの水に対し3gの塩)程
度の塩水で解凍すると、シーフー
ドから水分が流出するのを防げま
す。うまみをキープでき、プリプ
リな仕上がりに！

海鮮あんかけチャーハン

作り方

1 深めのフライパンに豆腐を入れ、くずしながら水けがなくなるまで炒める。

2 1にみじん切りのキャベツを加えてしんなりするまで炒め小ねぎを加え、塩とこしょうで軽く味をつける。

3 2をボウルに移し、オートミールとごま油大さじ2を入れて混ぜ合わせる。

4 同じフライパンにごま油大さじ1とおろししょうがを入れて火にかける。香りが出てきたら、シーフードミックスを加えて炒める。

5 色が変わってきたらざく切りのキャベツと水100㎖ (分量外)を加え (春キャベツの場合は水なしでOK)、ふたをして蒸し焼きにする (5分程度を目安に)。

6 Aを加え、塩とこしょうで味を調え、水溶き片栗粉でとろみをつける。

7 3を弁当箱に詰め、6をかけ、小ねぎを散らす。

Point!

豆腐は粒が残る程度にくずしながら炒め、水分をよくとばす。

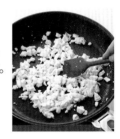

Point!

炒めた豆腐にキャベツのみじん切りを加え、「ごはんもどき」をさらにボリュームアップ！

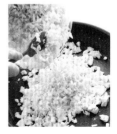

Point!

あんかけにもキャベツをプラス。ふたをして蒸し焼きにすると、早く火を通せてしんなり。

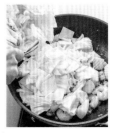

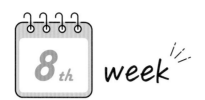

オムライス弁当

チキンライスにふわっとレンチンした炒り卵をのせ、「オムライス風」に。
卵にマヨネーズを加えると、冷凍・解凍後もおいしさをキープできます。

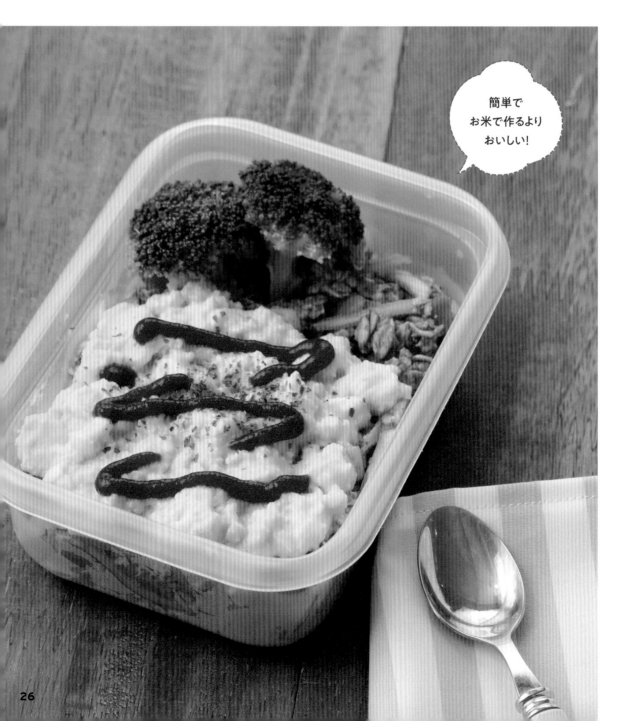

簡単で
お米で作るより
おいしい!

5日分材料表

卵	6個
鶏ひき肉	250g
塩、こしょう	各少々
ミックスベジタブル	200g
玉ねぎ (薄切り)	1個 (200g)
A ┌ ケチャップ	大さじ8 (150g)
├ 塩	小さじ1
└ こしょう	少々
マヨネーズ	大さじ5
ブロッコリー	適量
ドライパセリ、ケチャップ	適量
オートミール	200g

1食あたり

糖質 **40.0**g

494 kcal
たんぱく質 **24.8**g
食物繊維 **8.2**g

Izumi's advice!

鶏ひき肉や野菜をレンジ加熱しておき、オートミールを加えた後は加熱はしなくてOK。野菜から水けが出ますが、オートミールが吸ってくれます。

オムライス

作り方

1 材料がすべて入る大きめの耐熱容器に鶏ひき肉、塩、こしょう各少々を入れて混ぜる。ふわっとラップをかけて電子レンジ (600W) で3分加熱し、取り出して混ぜる。

2 1にミックスベジタブル、玉ねぎ、Aを加えて混ぜ、ふわっとラップをかけて電子レンジで5分加熱する。取り出して混ぜ、ラップをかけずに1分加熱する。

3 2にオートミールを加えてよく混ぜる。

4 卵は別の耐熱容器に割りほぐしてマヨネーズを加え、ラップをかけずに電子レンジで2分加熱する。取り出してかき混ぜ、再び1分加熱して混ぜる（それでもやわらかい場合は追加で30秒ずつ加熱する）。

5 弁当箱に3を入れて4をのせる。卵にドライパセリをふってケチャップをかけ、ブロッコリーを生のまま添える。

Point!

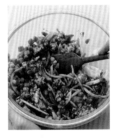

鶏ひき肉をレンジで加熱したら、しっかりほぐす。そこに、ミックスベジタブルや玉ねぎ、調味料をプラスして再加熱を。

Point!

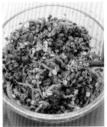

2回のレンジ加熱後、再び混ぜて具に調味料をなじませてから、オートミールをプラス。味が心配なら、オートミールを入れる前に味見を。

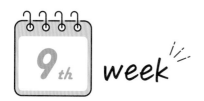

厚揚げそぼろ弁当

豚肉のそぼろに厚揚げを加えてボリュームアップ。えのきたけも加えるから
甘みが出て、ダイエットに欠かせない食物繊維をとりやすくなります。

電子レンジで

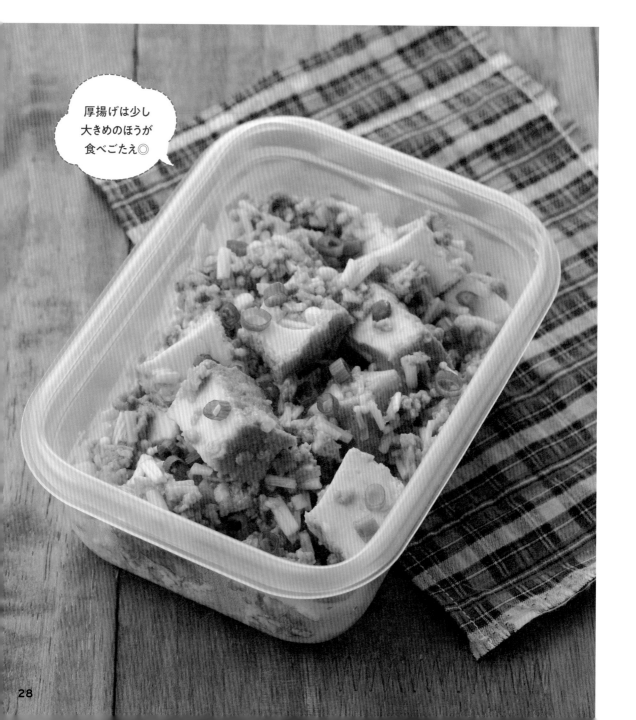

厚揚げは少し
大きめのほうが
食べごたえ◎

5食分材料表

豚ひき肉	250g
厚揚げ（油抜きして2cmの角切り）	300g
えのきたけ（細かく切る）	1袋（200g）
片栗粉	小さじ2
A　しょうゆ	大さじ3
ラカント®、酒	各大さじ2
りんご酢、おろししょうが	各大さじ1
塩	少々
小ねぎ（小口切り）	適量
オートミール	200g
木綿豆腐	400g
しょうゆ、ごま油	各大さじ1

1食あたり
糖質 30.0g
453kcal
たんぱく質 28.4g
食物繊維 6.6g

Izumi's advice!

厚揚げの油分が気になったら、油抜きしてください。厚揚げをざるに入れて熱湯を回しかけるか、熱湯でさっとゆでます。

厚揚げそぼろ

作り方

1 耐熱容器に豚ひき肉とAを入れてよく混ぜ、ふわっとラップをかけ、電子レンジ（600W）で3分加熱する。

2 1に厚揚げ、えのきたけ、片栗粉を加えて混ぜ、再びふわっとラップをかけて電子レンジで4分加熱する。取り出して塩で味を調える。

Point!

はじめに豚ひき肉と調味料をレンジで加熱。加熱前によく混ぜておくと、肉全体に調味料が行き渡りやすくなる。

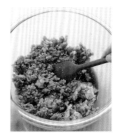

Point!

加熱したひき肉に厚揚げとえのきを加えて再加熱。このとき、とろみづけのために片栗粉をふり入れるのも忘れずに！

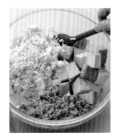

オートミールごはん

作り方

ボウルにオートミール、くずした豆腐、しょうゆ、ごま油を入れて（ごま油を入れるとオートミールの独特のにおいが気にならなくなる）、切るように混ぜる。弁当箱に詰めて厚揚げそぼろをのせ、小ねぎをふる。

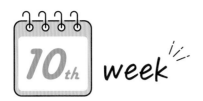

ヤンニョムチキン弁当

香ばしく揚げた鶏もも肉に、甘辛いたれをトロッとからめたヤンニョムチキン。
残ったたれは、オートミールにからめてどうぞ！

フライパンで

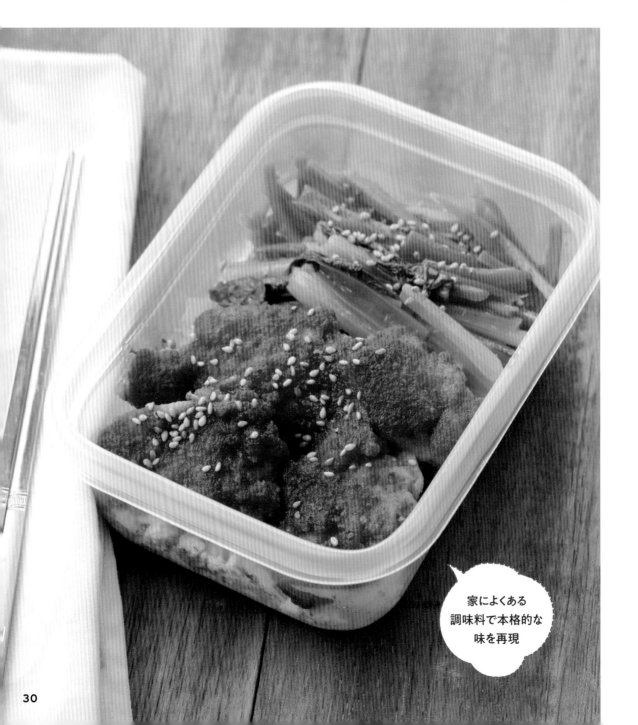

家によくある
調味料で本格的な
味を再現

5食分材料表

鶏もも肉 (約20等分に切る)	500g
酒	大さじ1
塩	少々
おからパウダー	大さじ3
油	適量
A [みそ、ラカント®	各大さじ2
しょうゆ、豆板醤、おろしにんにく、 りんご酢、酒	各大さじ1
小松菜 (3〜4cm長さ)	1束 (200g)
にんじん (細切り)	1本 (150g)
ごま油	小さじ2〜3
塩	少々
オートミール	200g
木綿豆腐	400g
ヤンニョムチキンのたれ	残り全量
ごま油	大さじ1
白いりごま	適量

1食あたり
糖質 29.6g
540 kcal
たんぱく質 31.0g
食物繊維 7.3g

Izumi's advice!

鶏肉を少なめの油で揚げ焼きにしたら、たれを加える前に余分な油をふき取ります。ヘルシーなうえ、味が薄まらないのでgood。

ヤンニョムチキン

作り方

1 Aは混ぜ合わせる。鶏肉に塩と酒で下味をつけ、おからパウダーをまぶす。

2 フライパンに油を熱し、鶏肉の両面を揚げ焼きにする。

3 焼き色がついてしっかり火が通ったら、フライパンの余分な油をふき取り、Aを加えて肉にからめる(容器にたれが残ったら、酒大さじ1〈分量外〉で洗い流してフライパンに入れる)。

4 ひと煮立ちしたら鶏肉を取り出す。たれはオートミールごはん用に取っておく。

Point!

鶏肉の両面を香ばしく焼いてから合わせ調味料をプラス。ひと煮立ちさせて、酢の酸味や酒のアルコール分をとばす。

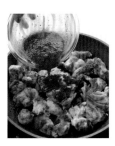

小松菜＆にんじんのナムル

作り方

1 耐熱容器に小松菜を入れてごま油をからめ、ふわっとラップをかけて電子レンジで2分加熱し、塩で味を調える。

2 にんじんは別の耐熱容器に入れてごま油をからめ、*1*と同様に電子レンジで2分加熱し、塩で味を調える。

オートミールごはん

作り方

ボウルにオートミール、くずした豆腐、ヤンニョムチキンのたれ、ごま油を入れて切るように混ぜ合わせ、弁当箱に詰める。その上にヤンニョムチキン、小松菜＆にんじんのナムルをのせ、白いりごまをふる。

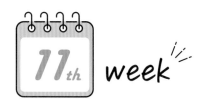

バターチキンカレー弁当

材料を入れてスイッチオンすれば、あとは炊飯器まかせ。
余裕があれば手羽元に前日から味を含ませておくと、よりやわらかく仕上がります。

炊飯器で

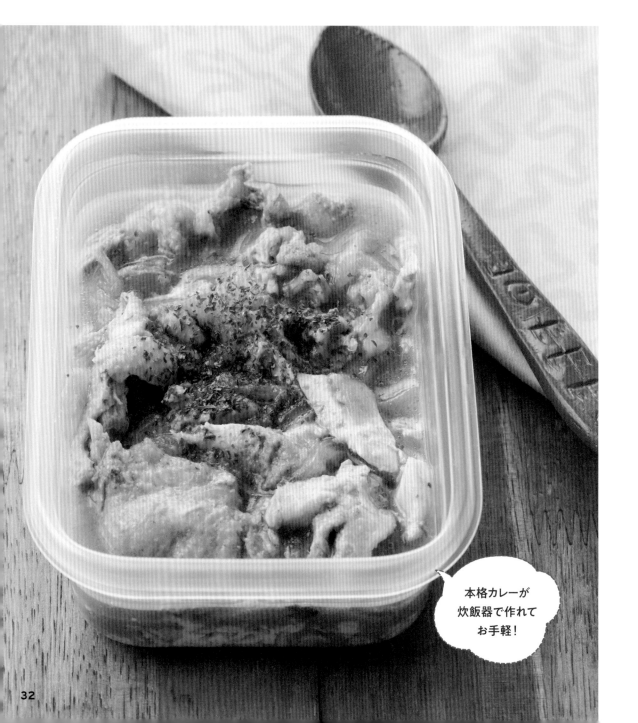

本格カレーが
炊飯器で作れて
お手軽！

5食分材料表

鶏手羽元		700g
玉ねぎ（薄切り）		1個（200g）
A	プレーンヨーグルト	1パック（180g）
	カレー粉	大さじ3（18g）
	トマトホール缶	1缶
B	ラカント®	大さじ2
	おろしにんにく、おろししょうが	各大さじ1
	しょうゆ	大さじ1
	塩	小さじ1
	好みのスパイス	適量
	水	200ml
ドライパセリ		適量
有塩バター		40g
オートミール		200g
木綿豆腐		300g

1食あたり

糖質 **33.5g**

444 kcal
たんぱく質 **27.0g**
食物繊維 **6.7g**

バターチキンカレー

作り方

1 ポリ袋に手羽元、玉ねぎ、Aを入れ、空気を抜いて袋の口を閉じ、30分漬ける。炊飯器の内釜にたれごと入れ、Bを加えて軽く混ぜ、ふたをしてスイッチを入れる。

2 炊飯が終わったら、バターを加えて混ぜ、溶けたら味をみて塩（分量外）で調える。冷めたら手羽元の骨を取る。

3 ボウルにオートミール、くずした豆腐を入れて切るように混ぜ合わせ、弁当箱に詰め、2をかけてドライパセリをふる。

Point!

手羽元、玉ねぎ、調味料を漬けておくことが大切。できれば前の晩に準備しておくのがおすすめ。

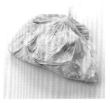

Point!

カレーが炊き上がったら、すぐにバターを加えて溶かしながら混ぜ、全体にバターの風味を行き渡らせて。

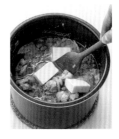

Izumi's advice!

豆腐が400gではなく300gなのは具の水分量が多いから。おかず部分の水分量によってこの後のレシピでも豆腐の量を調整しています。

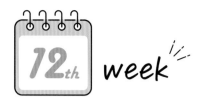

カラフル野菜の麻婆弁当

豆腐を使わない野菜の麻婆は、水分が出にくいのでお弁当向き。
野菜を大きめに切ったほうが食べごたえが出ます。

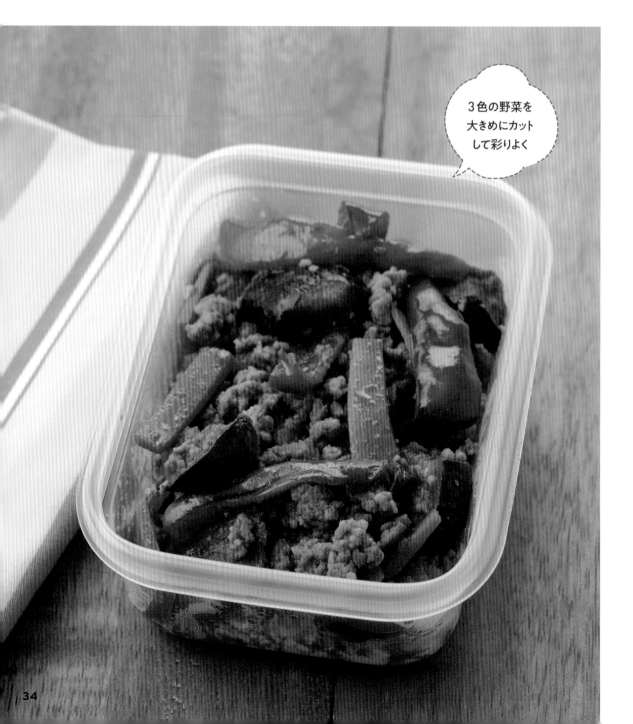

3色の野菜を
大きめにカット
して彩りよく

5食分材料表

豚ひき肉	300g
なす (小さめの乱切り)	3本
にんじん (短冊切り)	1本 (150g)
ピーマン (くし形切り)	1袋 (4～5個)
A おろしにんにく、おろししょうが、ごま油、豆板醤	各大さじ1
B しょうゆ	大さじ3
酒、ラカント®	各大さじ2
みそ	大さじ1
塩、こしょう	各少々
オートミール	200g
木綿豆腐	400g
ごま油	大さじ1

1食あたり

糖質 **32.4g**

434 kcal
たんぱく質 24.5g
食物繊維 8.1g

カラフル野菜の麻婆

作り方

1 深めのフライパンに **A** を入れて弱めの中火にかけ、香りが出てきたら豚ひき肉を加えて炒める。

2 肉の色が変わったら、なすを加えて炒め合わせる。しんなりしてきたら、にんじんを加えて炒め、ピーマンも加えて軽く炒める。

3 **2** に **B** を加えてかき混ぜ、味をみて塩、こしょうで調える。

Point!

豚ひき肉を加えるのは、香味野菜と豆板醤を炒めて香りと辛みを引き出してから。肉を加えたらよく炒め合わせる。

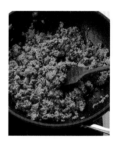

Point!

なすは炒めて使うので基本的にアク抜きしないが、気になる場合は水に浸けてアク抜きしてもよい。仕上げにみそを入れて素早く炒め合わせる。

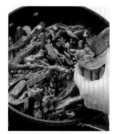

オートミールごはん

作り方

ボウルにオートミール、くずした豆腐、ごま油を入れて切るように混ぜ合わせる。弁当箱に詰めてカラフル野菜の麻婆をかける。

Izumi's **advice!**

甘みにはテンメンジャンを使うのが定番。本格的な味になりますが、糖質多めの調味料なので、みそ+ラカント®で代用しています。

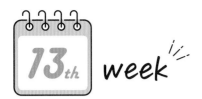

ガパオライス弁当

ガパオは鶏ひき肉とパプリカなどを炒めたタイ料理で、肉と野菜のバランスが◎。
あればライムリーフを使うと、本格的になります。

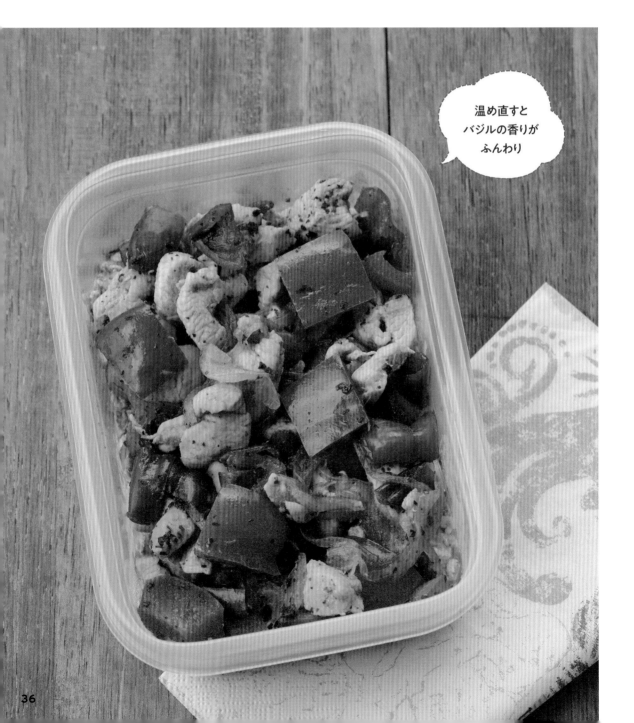

温め直すと
バジルの香りが
ふんわり

5食分材料表

鶏むね肉（細かく切る）················ 500g
ピーマン（2cmの角切り）
··················· 2袋（8〜10個）
赤パプリカ（2cmの角切り）··· 1個（150g）
玉ねぎ（薄切り）·············· 1個（200g）

A
- ごま油 ·················· 大さじ2
- おろしにんにく、豆板醤
  ·················· 各大さじ1

B
- 酒、ナンプラー、ラカント® ·················· 各大さじ2
- しょうゆ ················ 大さじ1
- ライムリーフ ·········· あれば適量

ドライバジル ·············· 大さじ1
塩 ····························· 1g

オートミール ················ 200g
木綿豆腐 ····················· 400g

1食あたり
糖質 **32.6g**
438 kcal
たんぱく質 **34.8g**
食物繊維 **7.2g**

ガパオライス

作り方

1 深めのフライパンを火にかけ、Aを入れて炒める。香りが出てきたら、鶏肉を加えて炒め、色が変わったら玉ねぎを加えて炒める。

2 玉ねぎがしんなりして水分が減ったら、ピーマン、パプリカを加え、Bを加えて3分ほど炒めて汁けをとばす。

3 味をみて塩で調え、ドライバジルを加える。

4 ボウルにオートミールとくずした豆腐を入れ、切るように混ぜ合わせる。弁当箱に詰め*3*をのせる。

Point!

ライムリーフを使うとぐっと本格的な味になる。使用する量は好みで加減して。

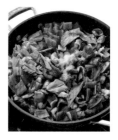

Izumi's advice!

鶏むね肉を細かく切るのが面倒なら、鶏ひき肉で代用してもOKです。食べるときは具とごはんをしっかり混ぜて食べましょう。

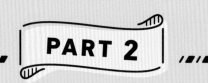

PART 2

お腹まわり
スッキリしてきた？
14〜27週のお弁当

やせ弁のスタートから3か月少々。やせ弁作りには
慣れましたか？　「おなかの調子がいいし体重計に乗るのが
楽しみになってきた」。そんな方が増えていたら◎！

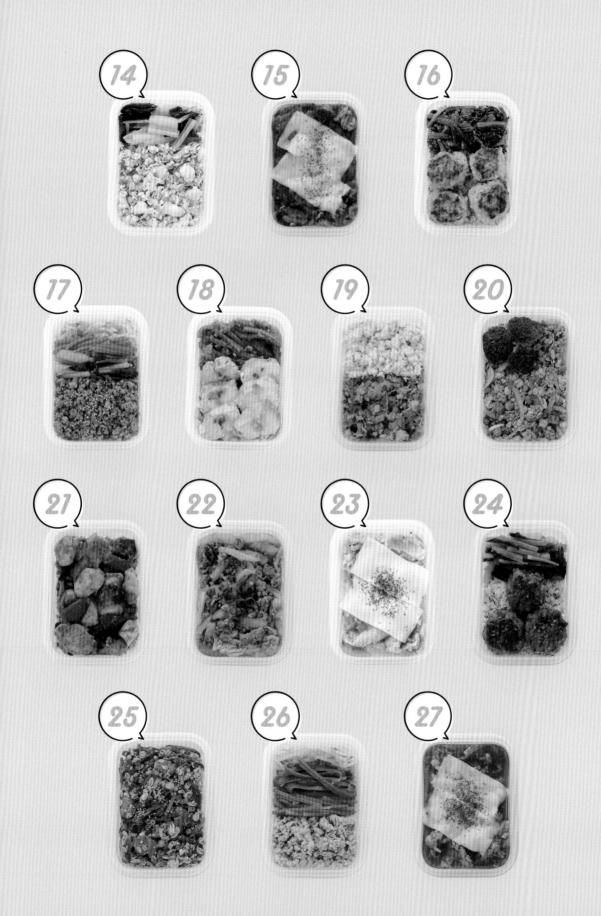

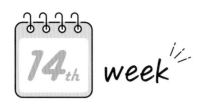

14th week

レンチンチャーハン弁当

豚ひき肉、卵、長ねぎ入りのオートミールチャーハンをレンジで手軽に調理。
ごま油をきかせるのが、満足度アップのコツです。

電子レンジで

豚ひき肉で
ボリューム感と
うまみをプラス！

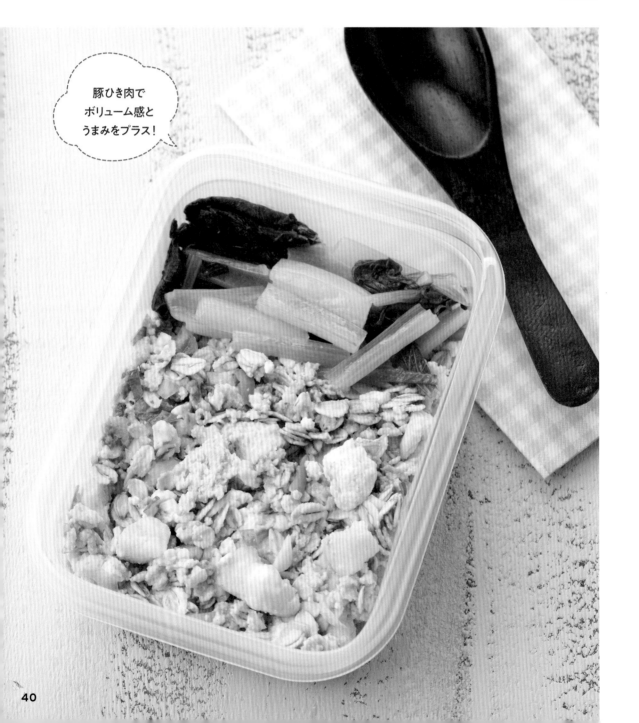

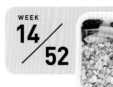

5食分材料表

オートミール	200g
豚ひき肉	250g
卵	6個
木綿豆腐	300g
長ねぎ（みじん切り）	1本（100g）
酒、ごま油	各大さじ1
A しょうゆ	大さじ2
ごま油	大さじ1
塩	小さじ1
こしょう	少々

小松菜（3〜4cm長さ）	1束（200g）
ごま油	大さじ½〜適量
塩	少々

1食あたり
糖質 **26.4**g
465 kcal
たんぱく質 **28.0**g
食物繊維 **5.7**g

Izumi's *advice!*

チャーハンの卵は、「電子レンジで加熱し、取り出して混ぜる」ことの繰り返しにより、細かくてしっとりした炒り卵になります。

レンチンチャーハン

作り方

1 大きめの耐熱容器に豚ひき肉と酒を入れ、ふわっとラップをかけて電子レンジ（600W）で3分加熱する。

2 別の耐熱容器に卵を割りほぐしてごま油大さじ1を混ぜ、ラップをかけずに電子レンジ（600W）で3分加熱する。取り出して混ぜ、再び1分加熱し（まだやわらかければ、追加で30秒加熱）、取り出してよく混ぜる。

3 1に豆腐、長ねぎ、Aを加え、豆腐が十分にくずれるまで混ぜる。

4 3に卵とオートミールを加えて混ぜ合わせ、弁当箱に入れる。

Point!

炒り卵作りは電子レンジで。一気に加熱すると固まりすぎてしまうので、「加熱しては混ぜる」ことを繰り返す。

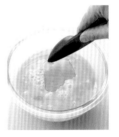

Point!

豆腐はパックに入っている水分を捨てるだけで、水きりは不要。ポロポロになるまで混ぜてからオートミールと卵を加える。

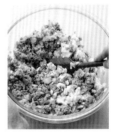

小松菜のナムル

作り方

1 小松菜は耐熱容器に入れ、ふわっとラップをかけて電子レンジ（600W）で2分加熱する。

2 1が冷めたら水けをきり、ごま油と塩を加えてあえる。

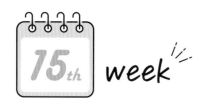
鶏むねとなすのアラビアータ弁当

相性のいい鶏肉、なす、トマト缶の組み合わせ。
炊飯器で炊くから、ほったらかしにでき、忙しいときもこれならラク！

炊飯器で

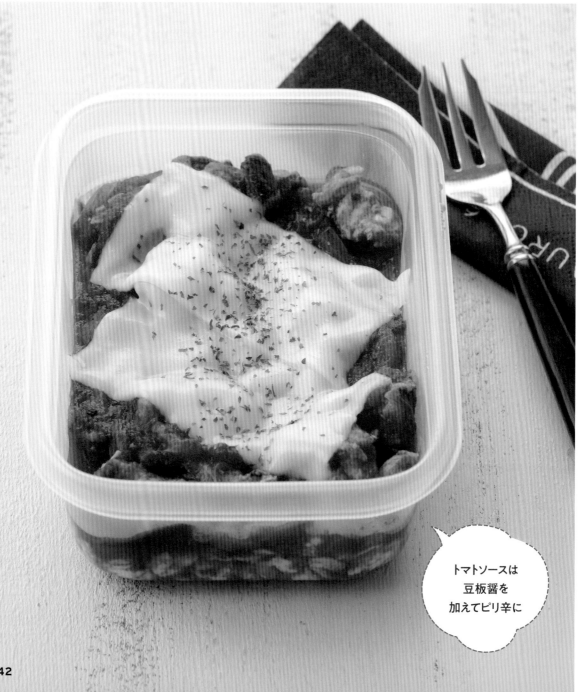

トマトソースは
豆板醤を
加えてピリ辛に

5食分材料表

鶏むね肉 (ひと口大に切る)		400g
なす (小さめの乱切り)		3本
玉ねぎ (薄切り)		1個 (200g)
ホールトマト缶		1缶
A	ラカント®	大さじ2
	しょうゆ、おろしにんにく	各大さじ1
	豆板醤	小さじ1
	塩	小さじ½
	ローリエ	あれば1枚
ブラックペッパー		少々
溶けるスライスチーズ		5枚
オートミール		200g
木綿豆腐		300g
溶けるスライスチーズ		2枚
塩		小さじ½
ドライパセリ		適量

1食あたり

糖質 **32.7**g

502 kcal
たんぱく質 **33.1**g
食物繊維 **7.1**g

鶏むねとなすのアラビアータ

作り方

1 炊飯器に A、鶏むね肉、なす、玉ねぎを入れ、トマト缶も加えて全体を混ぜ、炊飯する。

2 炊き上がったら、ブラックペッパーをふって全体を軽く混ぜ、味をみて、塩味が足りなければ調える。

(Point!)

加熱前の炊飯釜に材料を入れた状態。混ぜ合わせて調味料を全体に行き渡らせる。

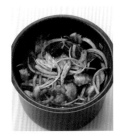

(Point!)

炊き上がったら再び全体を混ぜて、鶏肉にも火が通っているかチェック。

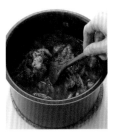

オートミールごはん

作り方

1 オートミール、くずした豆腐、塩、ちぎったスライスチーズ2枚を混ぜ合わせ、弁当箱に入れる。

2 鶏むねとなすのアラビアータと1枚を半分に切ったスライスチーズを1にのせ、ドライパセリをふる。

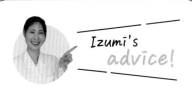

Izumi's *advice!*

豆板醤がない場合は、タバスコで代用できます。辛さはお好みで調整してくださいね。

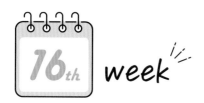

えのきのヘルシーつくね弁当

えのきたけと玉ねぎを肉よりも多く使い、つくねをグンとヘルシーに。
かむほどに甘みが出てくるから、冷めても美味。

玉ねぎのシャキ
シャキ感が最高!
しょうがはたっぷりが
おすすめ!

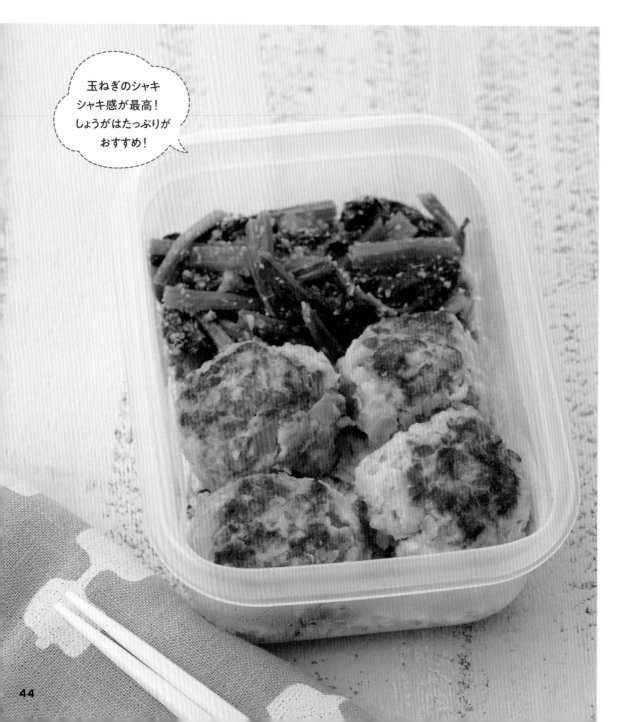

5食分材料表

鶏ひき肉	300g
玉ねぎ (みじん切り)	1個 (200g)
えのきたけ (細かく切る)	1袋 (200g)
小松菜 (3〜4cm長さ)	1束 (200g)
しょうゆ	大さじ2
おろししょうが	大さじ1〜好きなだけ
おからパウダー	大さじ1

A ┌ しょうゆ、酒、ラカント®
　└ ……………………………… 各大さじ1

B ┌ 白すりごま　　　　大さじ2
　│ しょうゆ　　　　　小さじ2
　└ ラカント®　　　　　小さじ1

オートミール	200g
木綿豆腐	400g
削り節	小袋1パック
しょうゆ	大さじ1

1食あたり
糖質 **30.6g**
374 kcal
たんぱく質 **25.8g**
食物繊維 **9.0g**

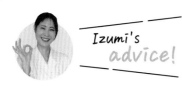
Izumi's
advice!

えのきの量はお好みで増やしても問題ありません。きのこをたっぷり使うと食物繊維も食べごたえもアップします。

えのきつくね

作り方

1 ボウルに鶏ひき肉、玉ねぎ、えのきたけ、しょうゆ、おろししょうがを入れて混ぜ、おからパウダーを加えてかたさを調整する。

2 1を20等分して丸める (1個40g強が目安)。

3 フライパンに何も引かず、2を入れて1〜2分ほど焼く。焼き目がついたらひっくり返し、ふたをして2分蒸し焼きにする。

4 中まで火が通っていなかったら追加で焼き、Aを加えて煮からめる。

Point!

つくねにもおからパウダーをプラス。鶏ひき肉とほかの材料のつなぎになり、食物繊維の摂取量もアップ。

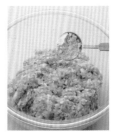

小松菜のごまあえ

作り方

1 小松菜は耐熱容器に入れ、ふわっとラップをかけて電子レンジ (600W) で2分加熱する。

2 1が冷めたら水けをきり、Bを加えてあえる。

オートミールごはん

作り方

ボウルにオートミール、くずした豆腐、削り節を入れてしょうゆを加え、切るように混ぜ合わせて弁当箱に詰める。上にえのきつくね4個と小松菜のごまあえをのせる。

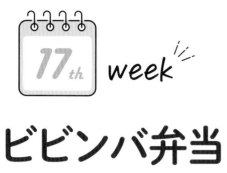

ビビンバ弁当

豚ひき肉を甘辛く味つけして、手軽にビビンバ風に。
野菜のナムルは作りおきしておくと、何かもう1品欲しいというときにも便利。

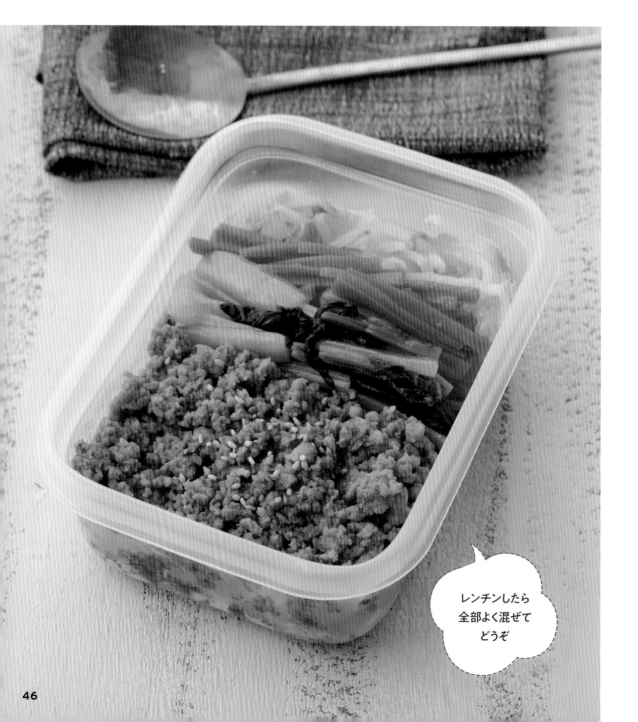

レンチンしたら
全部よく混ぜて
どうぞ

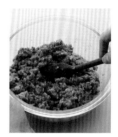

ビビンバ肉

作り方

1 耐熱容器に豚ひき肉と A を入れてよく混ぜ、ふわっとラップをかけて電子レンジで5分加熱する。

2 1を取り出してかき混ぜ、ラップをかけずに電子レンジで1分加熱する。全体に火が通っているか確かめ、通っていなければ再加熱する。

Point!

ビビンバ肉の材料はレンジにかける前によく混ぜたほうが、肉全体に味が均一に行き渡りやすくなる。

5食分材料表

豚ひき肉	500g

A
しょうゆ	大さじ3
ラカント®	大さじ2
おろしにんにく、豆板醤	各大さじ1
塩、こしょう	各少々

小松菜（3〜4cm長さ）	1束（200g）
にんじん（4等分に切って細切り）	1本（150g）
もやし	1袋（200g）
ごま油	大さじ3
塩	少々

オートミール	200g
木綿豆腐	400g
ごま油	大さじ1
白いりごま	適量

1食あたり

糖質 **29.1g**
566 kcal
たんぱく質 **31.8g**
食物繊維 **7.1g**

野菜のナムル

作り方

1 小松菜は耐熱容器に入れ、ふわっとラップをかけて電子レンジ（600W）で2分加熱し、粗熱がとれたら水けをしぼる。

2 にんじんも小松菜と同様にして電子レンジで2分加熱し、粗熱がとれたら水けをしぼる。

3 もやしは軽く洗って電子レンジ対応のポリ袋などに入れ、電子レンジで1分30秒加熱し、粗熱がとれたら袋につまようじで穴をあけ水けをしぼる。

4 1〜3にそれぞれごま油大さじ1と塩少々を加えて混ぜる。

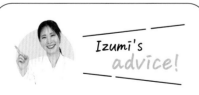

Izumi's advice!

野菜の水けはしっかりしぼりましょう。水けが多いとぼんやりした味になってしまいます。

オートミールごはん

作り方

ボウルにオートミール、くずした豆腐、ごま油を入れて切るように混ぜ合わせて弁当箱に詰める。上にビビンバ肉と野菜のナムルをのせ、白いりごまをふる。

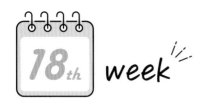

鶏チャーシュー弁当

炊飯器調理で甘辛味をギュッとしみこませた鶏むね肉は、
ヘルシーで食べごたえもあり。一緒に炊いたにんじんをつけ合わせに。

炊飯器で

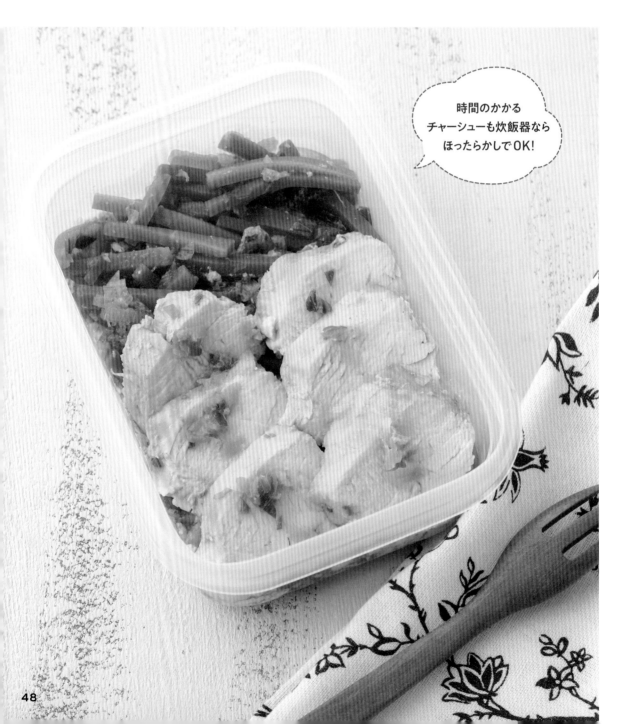

時間のかかる
チャーシューも炊飯器なら
ほったらかしでOK!

5食分材料表

鶏むね肉	600g
にんじん (細切り)	1本 (150g)
長ねぎ (みじん切り)	1本 (100g)

A
しょうゆ	大さじ4
ラカント®	大さじ2
酒	大さじ1
おろしにんにく、おろししょうが	各小さじ1

塩、こしょう	各少々
オートミール	200g
木綿豆腐	300g
鶏チャーシューのだし汁	半量〜全量

1食あたり
糖質 **29.7**g
379 kcal
たんぱく質 **36.8**g
食物繊維 **6.0**g

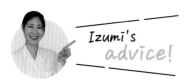

Izumi's advice!

残った鶏肉のだし汁の量が多い場合は、鍋に移して少し煮詰めたほうが◎。オートミールに加えたとき、ベチャッとしにくくなります。

鶏チャーシュー

作り方

1 鶏肉は厚い部分を切り開いて厚みを均一にし、両面に塩、こしょうをふってなじませる。

2 炊飯器にA、1、にんじん、長ねぎを入れ、普通に炊飯する。スイッチが切れたら、鶏肉を裏返して冷めるまでおく。

3 鶏肉が冷めたら、取り出してそぎ切りにする。炊飯器の中の具とだし汁を分け、汁はオートミールごはん用に取り分けておく。

Point!

具はあまり重ならないようにバランスよく入れるとよい。炊飯器の種類によってはこげやすいタイプもあるので、その場合は水を入れて調整する。

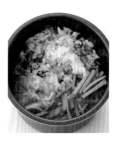

オートミールごはん

作り方

ボウルにオートミール、くずした豆腐、鶏チャーシューのだし汁を入れ、切るように混ぜ合わせ、弁当箱に詰める。鶏チャーシューと野菜をのせる。

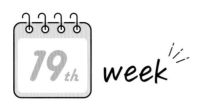
モリモリきのことさけそぼろ丼弁当

２種類のきのことさけ缶で作るそぼろと炒り卵の２色弁当。
しょうが風味のそぼろが、食欲をそそります。

フライパンで

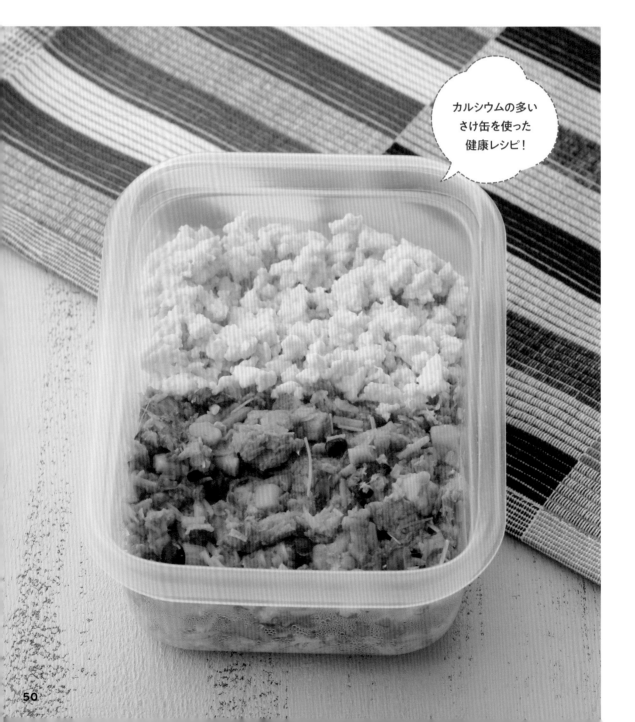

カルシウムの多い
さけ缶を使った
健康レシピ！

5食分材料表

しめじ (細かく切る)	1袋 (100g)
えのきたけ (細かく切る)	1袋 (200g)
さけ缶 (さけの中骨水煮)	2缶 (300g)
卵	6個
マヨネーズ	大さじ3
A [酒、ラカント®	各大さじ2
しょうゆ、おろししょうが	各大さじ1

オートミール	200g
木綿豆腐	400g
しょうゆ	大さじ1
削り節	小袋1パック

1食あたり

糖質 **27.4g**
423 kcal
たんぱく質 **28.4g**
食物繊維 **6.8g**

Izumi's advice!

さけの中骨水煮缶はカルシウムが驚異的に多い食品です。1缶(150g)で牛乳1ℓよりも多いカルシウムが摂取できます。

きのことさけそぼろ

作り方

フライパンにさけ缶を缶汁ごと入れ、しめじ、えのきたけ、Aを加えて火にかけ、さけをくずしながら煮詰める。

(**Point!**)

さけそぼろはよく煮詰めたほうが、お弁当に入れる際も保存にも◎。汁けがなくなっているかどうかチェックして。

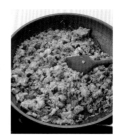

炒り卵

作り方

1 ボウルに卵を割りほぐし、マヨネーズを加えてよく混ぜる。

2 フライパンを熱して1を流し入れ、菜箸で混ぜながらポロポロになるまで火を通す。

オートミールごはん

作り方

1 ボウルにオートミール、くずした豆腐、しょうゆ、削り節を入れて切るように混ぜ合わせる。

2 1を弁当箱に詰め、上にきのことさけのそぼろ、炒り卵を半々にのせる。

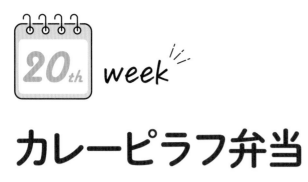

カレーピラフ弁当

豚ひき肉とミックスベジタブル入りのカレーピラフは、
辛さと甘さのバランスがよくて食が進みます。

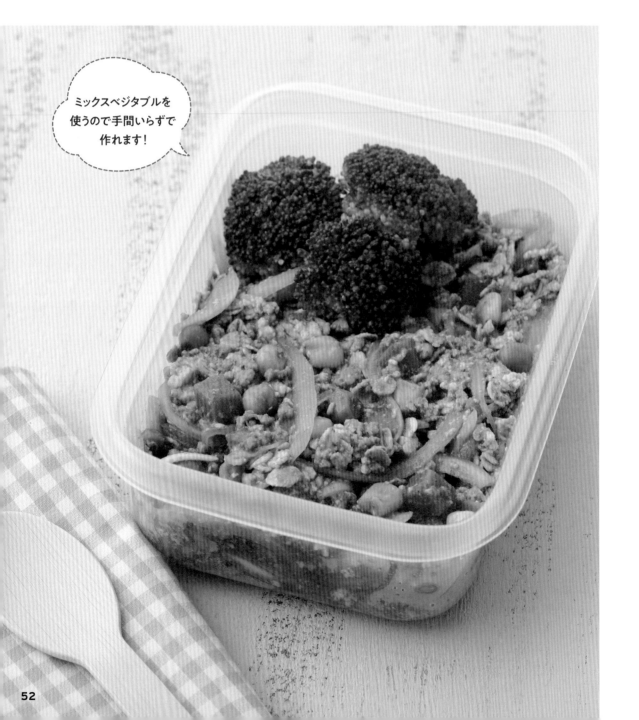

ミックスベジタブルを
使うので手間いらずで
作れます！

5食分材料表

豚ひき肉	250g
ミックスベジタブル	300g
玉ねぎ(薄切り)	1個(200g)
木綿豆腐	300g
オートミール	200g
A カレー粉	大さじ3(18g)
ケチャップ	大さじ3
しょうゆ、ラカント®、おろしにんにく	各大さじ1
塩	小さじ1
こしょう	少々
ブロッコリー	適量

1食あたり
糖質 38.2g
384kcal
たんぱく質 23.4g
食物繊維 11.6g

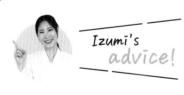

Izumi's advice!

野菜たっぷりのピラフなので、食物繊維が1日に必要な量の約半分摂れます。

カレーピラフ

作り方

1 耐熱容器に豚ひき肉、塩とこしょう各適量(分量外)を入れて混ぜ、ふわっとラップをかけて電子レンジ(600W)で3分加熱する。

2 1にミックスベジタブル、玉ねぎ、Aを加えてよく混ぜ、ふわっとラップをかけて電子レンジで5分加熱する。

3 加熱が終わったら、取り出してかき混ぜ、ラップをかけずに電子レンジで1分加熱する。

4 3に木綿豆腐を加えて豆腐の形がくずれるまでかき混ぜ、オートミールを加えてさらに混ぜ、弁当箱に詰める。

5 つけ合わせのブロッコリーは加熱せず、そのまま弁当に詰める(食べる際にレンジ加熱するのでここでは加熱しなくてよい)。

Point!

ひき肉をレンジ加熱したら、野菜やカレー粉を加えて肉をよくほぐす。ここでほぐさないと、肉が固まりになってしまうので注意。

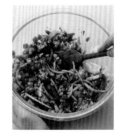

Point!

オートミールは最後にプラス。先に混ぜた豆腐の形がくずれ、ほかの材料になじんだのを目安に加える。すぐに食べる場合はレンジ(600W)で2分程度加熱を。

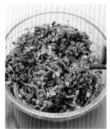

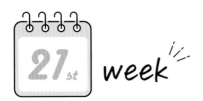

鶏なすピーマン弁当

ピリッと辛くてしっかりめの味つけだから、満足度高め。
具をやや大きめに切ると、食べごたえ＆かみごたえがアップします。

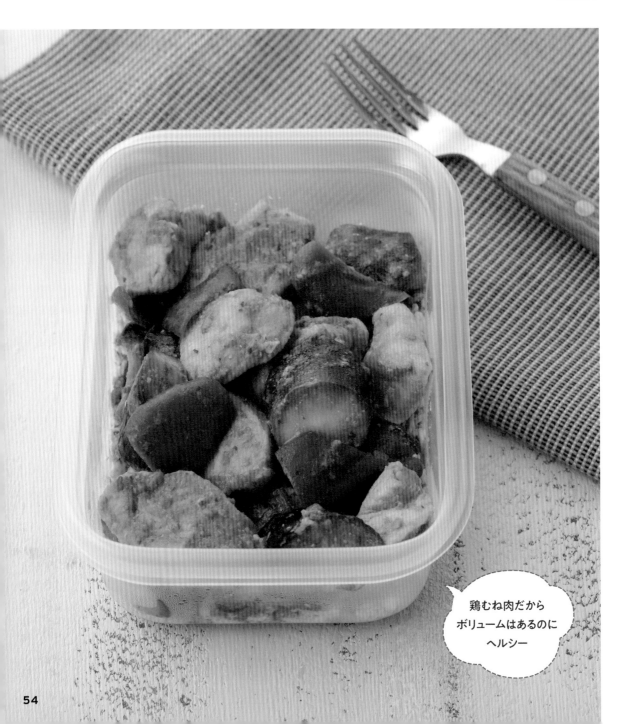

鶏むね肉だから
ボリュームはあるのに
ヘルシー

5食分材料表

鶏むね肉（皮を取ってそぎ切り）…… 500g

A ┌ りんご酢 …………………… 大さじ1
　├ 塩 ……………………………… 少々
　└ こしょう ……………………… 少々

大豆粉 ……………………………… 大さじ3

なす（小さめの乱切り）……………… 3本

ピーマン（小さめの乱切り）
　………………………… 1袋（4～5個）

油 …………………………………… 大さじ1

B ┌ みそ ……………………… 大さじ3
　│ ラカント® ………………… 大さじ2
　│ おろしにんにく、酒 …… 各大さじ1
　│ 豆板醤 …………… 大さじ½～1
　│ 水
　└ …… 大さじ1＋流し入れる分大さじ1

オートミール ……………………… 200g

木綿豆腐 …………………………… 400g

ごま油 ……………………………… 大さじ1

1食あたり

糖質 **30.0g**

415 kcal
たんぱく質 **39.2g**
食物繊維 **7.5g**

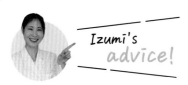

鶏なすピーマン炒め

作り方

1 ボウルに鶏肉とAを入れてもみこみ、10分以上おく。10分経ったら、大豆粉をまぶす。Bは混ぜておく。

2 フライパンに油を熱し、1の鶏肉を入れて1分焼く。焼き目がついたらひっくり返し、反対側も30秒ほど焼いて焼き目をつける。ここでは鶏肉の中心まで火が通ってなくてOK。

3 2になすを加えて3分ほど炒め、なすがしんなりしたらピーマンを加えて軽く混ぜる。Bを加え、全体にからめる。

Point!

脂質が少なく、加熱しすぎるとかたくなりやすい鶏むね肉も、下味をつける際に酢をもみこむとやわらかく仕上げられる。

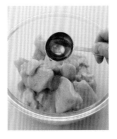

オートミールごはん

作り方

1 ボウルにオートミール、くずした豆腐、ごま油を入れて切るように混ぜ合わせる。

2 1を弁当箱に詰め、上に鶏なすピーマン炒めをのせる。

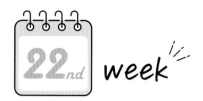

麻婆白菜弁当

麻婆豆腐の味つけで、白菜を食欲をそそるピリ辛仕立てに。
その残り汁で味つけするオートミールごはんも美味！

フライパンで

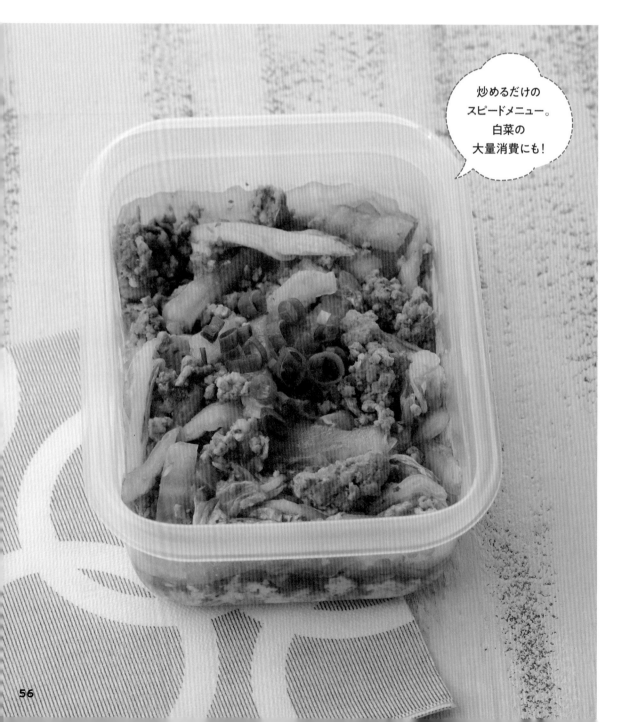

炒めるだけの
スピードメニュー。
白菜の
大量消費にも！

麻婆白菜

作り方

1 白菜の白い部分は1cm幅に切る。やわらかい葉の部分はざく切りにし、白い部分と葉の部分は分けておく。

2 フライパンに A を入れて火にかけ、香りが出てきたら豚ひき肉を加えて色が変わるまで炒める。白菜の白い部分を加えてふたをし、そのまま3分程度おく。

3 3分経ったら白菜の葉の部分を加え、B も加えて炒め、葉が全体的にしんなりしたら火を止める。

> **Point!**
>
> 白菜の白い部分はやわらかくなるまで時間がかかるので、ふたをして蒸し焼きにし、火を通りやすくする。水分が出てくるので肉も焦げにくい。

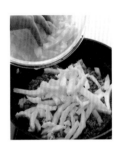

> **Point!**
>
> 白菜の葉と調味料も加えて、葉がしんなりするまで混ぜる。具を取り出した後の残った汁は、煮詰めてオートミールごはんに入れると◎。

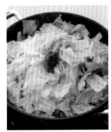

5食分材料表

豚ひき肉	250g
白菜	¼カット (500〜600g)
A ┌ ごま油、おろしにんにく、おろししょうが、豆板醤	各大さじ1
B ┌ しょうゆ … 大さじ3 └ ラカント®、酒、みそ … 各大さじ1	
小ねぎ (小口切り)	適量
オートミール	200g
木綿豆腐	400g
麻婆白菜の汁	残り全量

1食あたり
糖質 **29.0g**
406 kcal
たんぱく質 **26.0g**
食物繊維 **6.2g**

Izumi's
advice!

白菜の白い部分はふたをして蒸し炒めにし、早く火を通しましょう。すぐに火が通る葉の部分は、後から加えて時間差調理を。

オートミールごはん

作り方

1 ボウルにオートミール、くずした豆腐、煮詰めた麻婆白菜の残っている汁を入れて、切るように混ぜ合わせる。

2 1を弁当箱に詰め、麻婆白菜をのせて小ねぎを散らす。

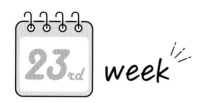

まるごと玉ねぎのリゾット風弁当

玉ねぎの甘みと手羽元のうまみがオートミールにじんわりと。
ちょっと贅沢な味が、炊飯器なら手間をかけずに作れます。

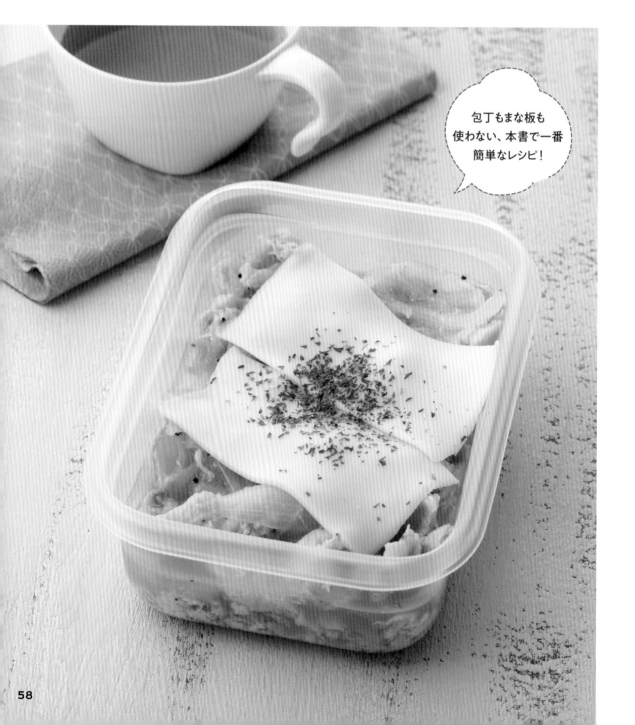

包丁もまな板も
使わない、本書で一番
簡単なレシピ！

5食分材料表

鶏手羽元		700g
玉ねぎ (皮をむく)		2個 (400g)
A	塩	小さじ½
	おろしにんにく	大さじ1
	水	200㎖
	ローリエ	あれば1枚
塩		小さじ½
ブラックペッパー		たっぷり
溶けるスライスチーズ		5枚
ドライパセリ		適量
オートミール		200g
木綿豆腐		300g
溶けるスライスチーズ		2枚

1食あたり

糖質 **31.2**g

489 kcal
たんぱく質 **35.3**g
食物繊維 **5.6**g

まるごと玉ねぎのリゾット風

作り方

1 炊飯器にA、鶏手羽元、玉ねぎ(まるごと入らなければ半分に切る)を入れ、炊飯する。

2 炊き上がって粗熱がとれ、さわれるぐらいになったら、手羽元を取り出して骨をはずし、肉は戻す。玉ねぎをほぐしながら全体を混ぜ、塩とブラックペッパーで味を調える。

3 オートミールとくずした豆腐、スライスチーズ2枚を混ぜ合わせ、弁当箱に詰める。スライスチーズを半分に切ってのせ、ドライパセリをふる。

(Point!)

お使いの炊飯器の大きさにより、玉ねぎがまるごと入らない場合がある。その場合は半分に切って入れても大丈夫。

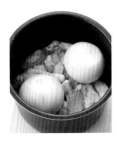

(Point!)

炊飯後の玉ねぎは、へらで簡単にくずせるぐらいやわらか。手羽元は一度取り出して骨を取り除き、肉を戻して全体を混ぜ合わせる。

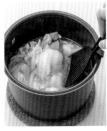

Izumi's
advice!

鶏手羽元から鶏のだしがたっぷり出るので、使う調味料が少ないシンプルな味つけでも満足感がありますよ。

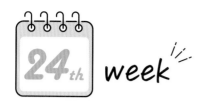

豚こまピーマンつくね弁当

豚肉のつくねをピリッと辛くて、にんにくもきいたみそ味に。
こま切れ肉にピーマンを混ぜるから彩りよく、かみごたえもあり。

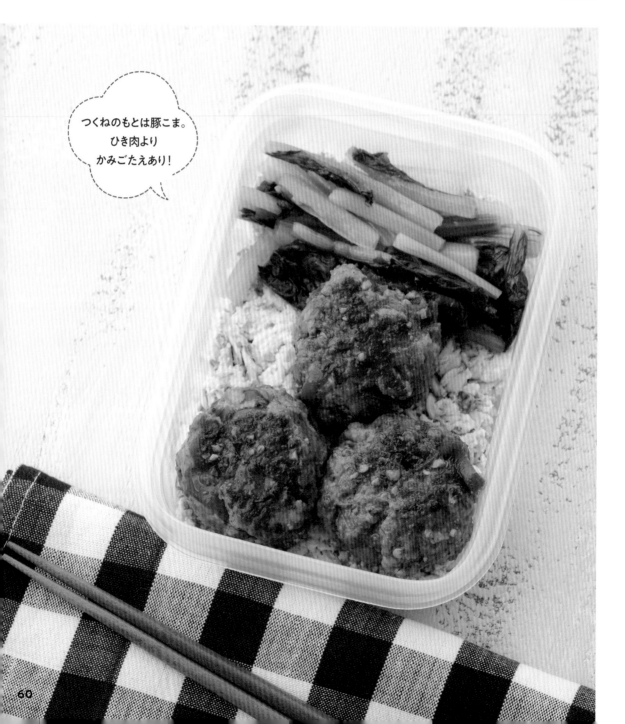

つくねのもとは豚こま。
ひき肉より
かみごたえあり!

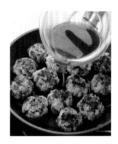

5食分材料表

豚こま切れ肉（細かく切る）	500g
ピーマン	1袋（4〜5個）
塩	1g
こしょう	少々
おからパウダー	大さじ2

A
- 水 ……… 大さじ3
- 酒、しょうゆ、ラカント® …… 各大さじ2
- みそ、おろしにんにく … 各大さじ1
- 豆板醤 ……… 小さじ1

小松菜（3〜4cm長さ）	1束（200g）
ごま油	大さじ½〜適量
塩	少々

オートミール	200g
木綿豆腐	400g
ごま油	大さじ1
つくねのたれ	残り全量

1食あたり
糖質 28.3g
490kcal
たんぱく質 32.4g
食物繊維 7.8g

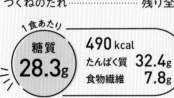
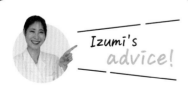

Izumi's advice!

ピーマンはヘタだけ取り除き、種とワタは残します。種とワタには血流をよくするピラジンという成分が含まれているので、捨てては損！

豚こまピーマンつくね

作り方

1 ピーマンはヘタだけ取って細切りにし、豚肉とともにボウルに入れ、塩1g、こしょうを加えて混ぜる。

2 1におからパウダーを加えてしっかり混ぜ、15等分にして1つずつ丸める。

3 フライパンに油を引かずに2を入れて火にかけ、ふたをして3分ほど蒸し焼きにする。ひっくり返し、再度ふたをして2分ほど蒸し焼きにする。

4 つくねに火が通ったら、合わせておいたAを加え、ひと煮立ちさせる。残ったたれは煮詰めず、オートミールごはん用に取っておく。

Point!

Aのつくねのたれを入れるときには、つくねには火が通っているので、たれがひと煮立ちしたら火を止めてOK。煮詰めすぎてオートミールごはんに混ぜる分がなくならないように。

小松菜のナムル

作り方

1 小松菜は耐熱容器に入れてふわっとラップをかけ、電子レンジ（600W）で2分加熱する。

2 1が冷めたら水けをしぼり、ごま油を混ぜて塩で味を調える。

オートミールごはん

作り方

ボウルにオートミール、くずした豆腐、ごま油、つくねの残ったたれを加えて切るように混ぜ合わせる。弁当箱に詰め、上に豚こまピーマンつくね3個と小松菜のナムルをのせる。

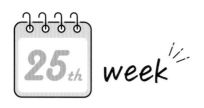

炊き込みごはん風弁当

鶏肉、にんじん、まいたけ、ごぼうをオートミールごはんに合わせれば、
香りがよくて具のうまみたっぷり。食物繊維もたっぷり！

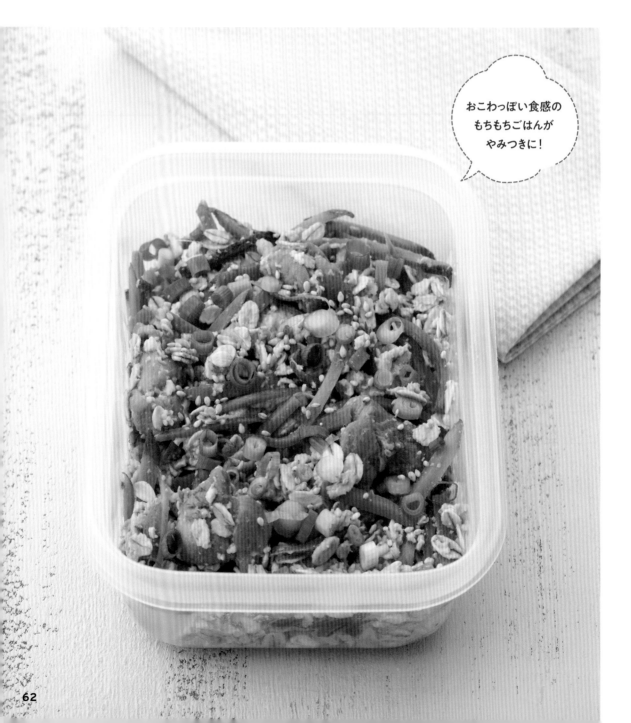

おこわっぽい食感の
もちもちごはんが
やみつきに！

5食分材料表

オートミール ································ 200g

鶏もも肉 (ひと口大に切る) ··········· 300g

ごぼう (細切り) ················ 1本 (150g)

※アクが気になる場合は、水にさらしてアクを抜く

にんじん (細切り) ··············· 1本 (150g)

まいたけ (ほぐす) ·············· 1袋 (100g)

木綿豆腐 ······························ 300g

A ┌ しょうゆ ···················· 大さじ4
　├ 酒、ラカント® ············· 各大さじ2
　└ おろししょうが ·············· 大さじ2

小ねぎ (小口切り)、白いりごま

··································· 各適量

1食あたり

糖質 **32.5g**

386 kcal
たんぱく質 **22.6g**
食物繊維 **8.5g**

Izumi's advice!

鶏肉と野菜のうまみたっぷりの具材をオートミールに混ぜているので、オートミール感がなく、オートミールが苦手な人でもおいしく食べられます。

炊き込みごはん風

作り方

1 フライパンに油を引かずに鶏肉を入れて焼き、焼き目がついたら返す。両面が焼けたら、ごぼうとにんじんを加え、1〜2分炒めてしんなりさせる。

2 1にまいたけとAを加えて煮詰め、フライパンを傾けると少し煮汁が出てくるくらいになったら、豆腐を加えてほぐす。

3 豆腐と具がまんべんなく混ざったら(汁けは煮詰めなくてOK)、皿などに取り出して10分ほど冷ます。

4 3が十分に冷めたらオートミールを加えて混ぜ、弁当箱に詰め、小ねぎ、白ごまを散らす。

(**Point!**)

フッ素樹脂加工のフライパンなら、油を引かずに肉を焼いて大丈夫。色が変わったら、ひっくり返して両面を焼きます。

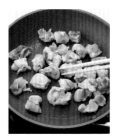

(**Point!**)

フライパンを傾けると煮汁がまだ残っている程度に煮詰め、次に加える豆腐にこの煮汁をしみこませます。

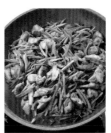

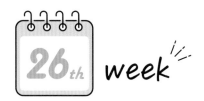

4色鶏そぼろ丼弁当

レンジで簡単に作れる鶏そぼろは、しょうが風味の甘辛味。
3色の野菜のナムルを添えて彩りよく、ビタミンもとりやすく！

電子レンジで

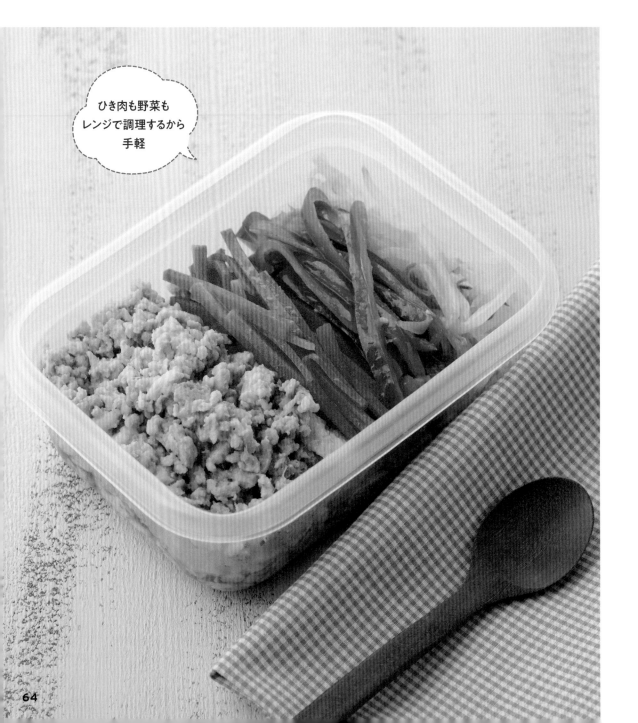

ひき肉も野菜も
レンジで調理するから
手軽

5食分材料表

鶏ひき肉		500g
A	しょうゆ	大さじ3
	ラカント®	大さじ2
	酒、おろししょうが	各大さじ1

にんじん (細切り)		1本 (150g)
ピーマン (細切り)		1袋 (4〜5個)
もやし		1袋 (200g)
ごま油		大さじ2
塩		少々

オートミール		200g
木綿豆腐		400g
しょうゆ		大さじ1
削り節		小袋1パック

1食あたり
糖質 **28.8g**
466 kcal
たんぱく質 **31.6g**
食物繊維 **6.7g**

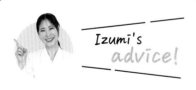

Izumi's advice!

ナムルはレンジ加熱して塩とごま油で味つけするだけ。夕飯のおかずにも便利で、多めに作っておいても◎。

鶏そぼろ

作り方

1 耐熱容器に鶏ひき肉とAを入れてよく混ぜ、ふわっとラップをかけ、電子レンジ (600W) で5分加熱する。

2 1を取り出して混ぜ、ラップをかけずに電子レンジで1分加熱する。火が通っていないところがあったら、追加で加熱する。

> **Point!**
>
> 鶏そぼろは、鶏ひき肉に調味料をよく混ぜてからレンジ加熱。後で調味しても味がつきにくいので注意を。

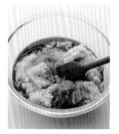

野菜のナムル

作り方

1 にんじんとピーマンは同じ耐熱容器に入れ、ふわっとラップをかけて電子レンジ (600W) で3分加熱する。もやしは電子レンジ対応のポリ袋に入れて電子レンジ (600W) で1分30秒加熱する。

2 1がどちらも冷めたら水けをきり、それぞれにごま油大さじ1と塩を加えて混ぜる (ごま油の量は好みで調整する)。

オートミールごはん

作り方

ボウルにオートミール、くずした豆腐、しょうゆ、削り節を入れ、切るように混ぜ合わせて弁当箱に詰める。上に鶏そぼろと野菜のナムルをのせる。

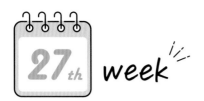

27th week

チキンのトマトチーズリゾット弁当

炊飯器で調理するから、放っておくだけで手羽元はやわらか、玉ねぎはトロトロ。
チーズは食べるときにレンジで加熱して溶かしてください。

炊飯器で

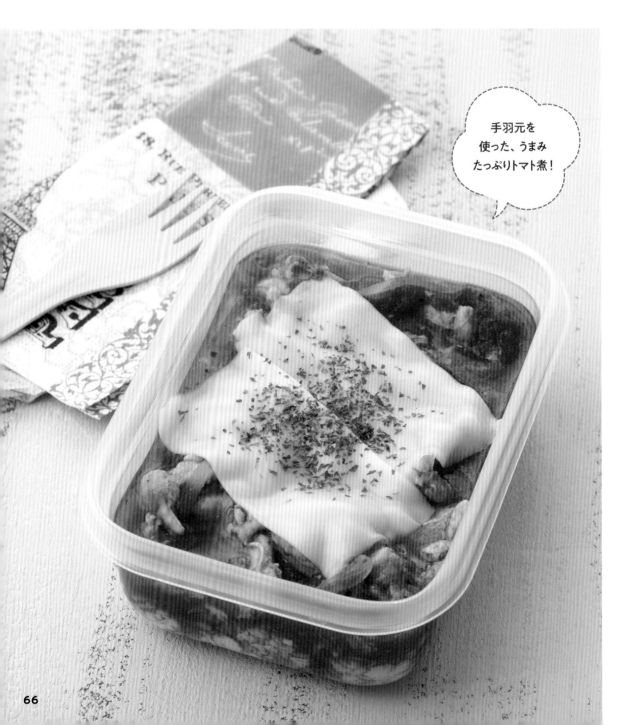

手羽元を
使った、うまみ
たっぷりトマト煮！

5食分材料表

鶏手羽元	700g
玉ねぎ (薄切り)	1個 (200g)
A ［ ホールトマト缶	1缶
ラカント®、しょうゆ、酒、 おろしにんにく	各大さじ1
塩	小さじ1½
オレガノ (ドライ)	小さじ2
ブラックペッパー	少々
溶けるスライスチーズ	5枚
ドライパセリ	適量
オートミール	200g
木綿豆腐	300g
溶けるスライスチーズ	2枚

1食あたり

糖質 **31.5g**

472 kcal
たんぱく質 **34.5g**
食物繊維 **6.1g**

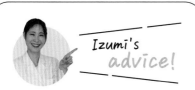

Izumi's *advice!*

ブラックペッパーやオレガノなどを最後に入れているのは、小さいお子さんとも取り分けできるようにするためです。わが家では塩のみを少し入れて、子どもに食べさせています。

チキンのトマト煮

作り方

1 炊飯器にA、玉ねぎ、鶏手羽元を入れて全体をかき混ぜ、ふたをして炊飯する。

2 炊き上がったら、手羽元を取り出し、骨を取り除いて肉は炊飯器に戻す。

3 2に塩、オレガノ、ブラックペッパーを加えて混ぜ、味を調える。

Point!

手羽元やトマト缶などを炊飯釜に入れたら、へらで全体を混ぜてから加熱スタート。混ぜておくと味がまんべんなくなじむ（写真は混ぜる前）。

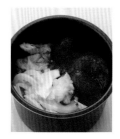

オートミールごはん

作り方

1 ボウルにオートミールとくずした豆腐、ちぎったスライスチーズを入れて切るようによく混ぜ合わせ、弁当箱に詰める。

2 上にチキンのトマト煮をかけて溶けるスライスチーズ1枚を半分にしてのせる。ドライパセリをふる。

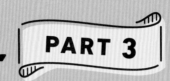

PART 3

小顔＆美肌に
なってきたかも！
28〜40週のお弁当

毎週のお弁当作りや毎日のオートミールごはんを
楽しめていますか？　この章にはエスニックやイタリアンの
やせ弁も登場。きっと作るのも食べるのも楽しいはず！

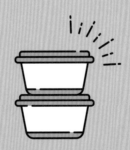

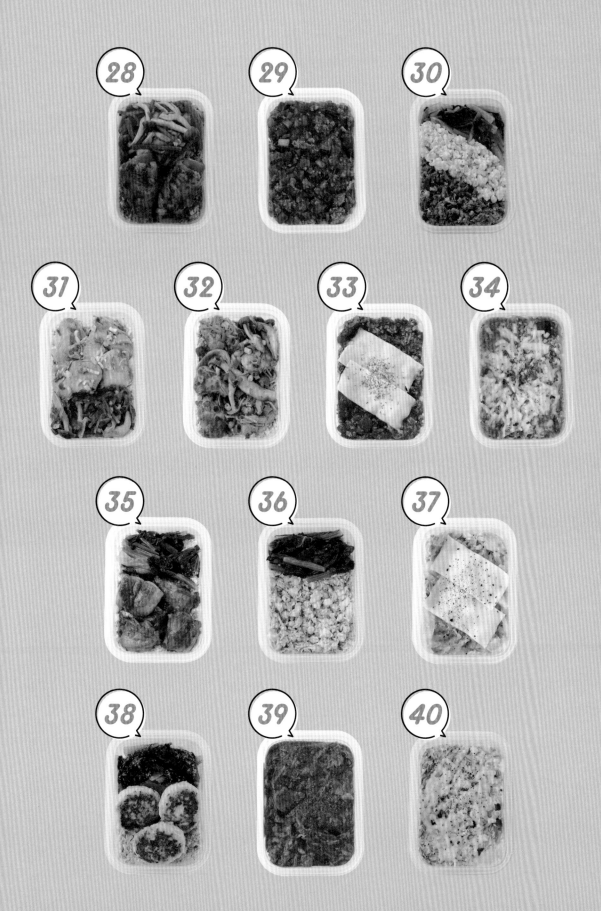

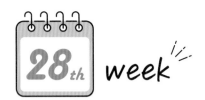

ピーマンの豚バラ巻き弁当

半分に切ったピーマンに厚揚げを詰めてから、豚肉でクルリ。
焼くとさらに食べごたえがアップし、1食2個でもおなか大満足。

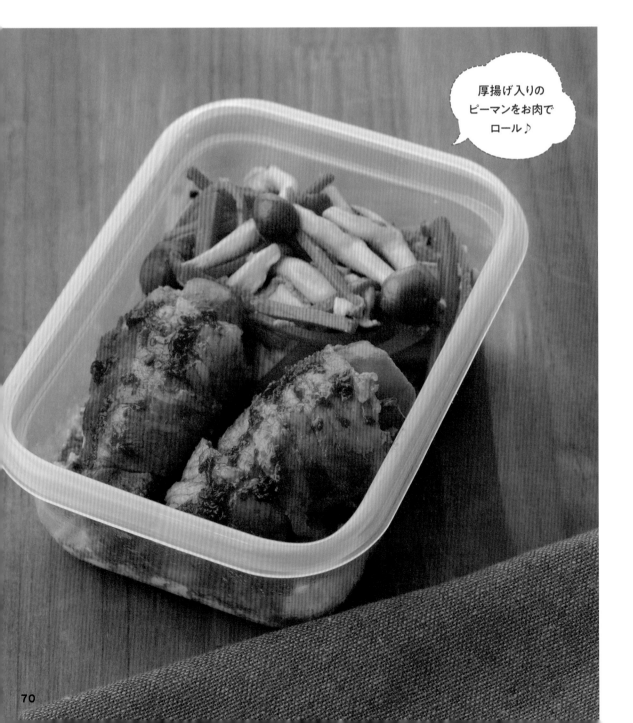

厚揚げ入りの
ピーマンをお肉で
ロール♪

5食分材料表

豚バラ薄切り肉	200g (10枚)
ピーマン	5個
厚揚げ (10等分に切る)	1枚 (150g)
塩、こしょう	各少々
大豆粉	大さじ1〜適量
A しょうゆ	大さじ2
酒、酢	各大さじ1
おろししょうが	大さじ1
ラカント®	大さじ1
厚揚げ (1〜2cm幅に切る)	1枚 (150g)
しめじ (ほぐす)	1袋 (100g)
にんじん (細切り)	1本 (150g)
酒、しょうゆ、ラカント®	各大さじ1
オートミール	200g
木綿豆腐	300g
しょうゆ	大さじ1
削り節	小袋2パック

1食あたり
糖質 29.1g
460kcal
たんぱく質 24.6g
食物繊維 7.0g

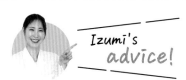

Izumi's advice!

オートミールごはんに厚揚げとにんじんの甘辛炒めを混ぜることで、炊き込みごはん風のもっちりとした食感になります。

ピーマンの豚バラ巻き

作り方

1 ピーマンはへたを取り (種とワタはそのまま)、縦半分に切る。厚揚げを1切れずつ詰め、豚肉を1枚ずつ巻きつける。

2 1の両面に塩、こしょうをふり、大豆粉をまんべんなくふりかける。

3 フライパンに油を引かずに2を巻き終わりを下にして入れる。30秒ほど焼いたら、転がしながら全体に焼き目をつける。

4 3にAを加えて煮詰める。

Point!

豚バラ肉を巻きつけるときは、巻き始めの肉の部分が隠れるように巻くと、焼いているときに崩れにくくなる。

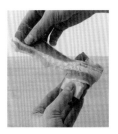

Point!

肉巻きに大豆粉をふりかけた後、まわりに散った粉は肉巻きの裏側にまぶす。こうすると粉がムダにならない。

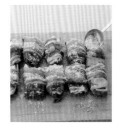

厚揚げとにんじんの甘辛炒め

作り方

1 豚バラ巻きを作ったフライパンに厚揚げ、しめじ、にんじんを入れ、しめじがしんなりするまで炒める。

2 酒、しょうゆ、ラカント®を加えて全体になじませる。

オートミールごはん

作り方

ボウルにオートミールとくずした豆腐、甘辛炒め150g、しょうゆ、削り節を混ぜ合わる。弁当箱に詰め、豚バラ巻き2個、甘辛炒めをのせる。

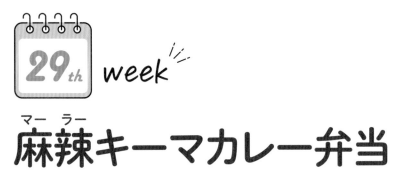

麻辣キーマカレー弁当

マー　ラー

豆板醤の辛さと花椒のしびれる辛さを同時に味わえる
辛いもの好きにはたまらないカレー。代謝アップにも役立ちそう。

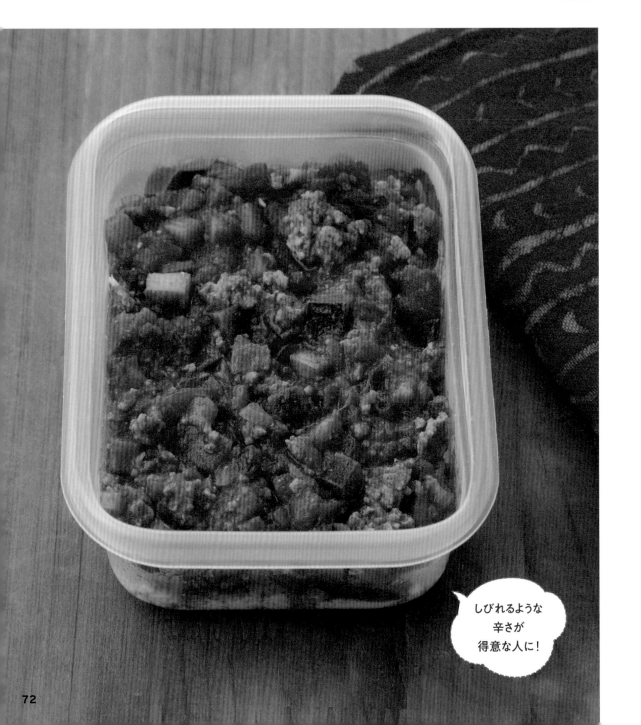

しびれるような
辛さが
得意な人に！

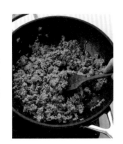

5食分材料表

豚ひき肉	300g
なす（さいの目切り）	5本
A 玉ねぎ（みじん切り）	1個（200g）
おろしにんにく、おろししょうが	各大さじ1
B ホールトマト缶	1缶
カレー粉	大さじ2（12g）
みそ、しょうゆ	各大さじ1
ごま油	大さじ1
豆板醤	大さじ½
塩	小さじ1
花椒、ブラックペッパー	各適量
オートミール	200g
木綿豆腐	400g

1食あたり
糖質 **35.4**g
423 kcal
たんぱく質 25.1g
食物繊維 9.4g

麻辣キーマカレー

作り方

1 フライパンにごま油と **A** を入れて中火にかけ、玉ねぎの水分がなくなるまで炒める。

2 1に豚ひき肉、豆板醤、花椒を加え、ひき肉の色が変わるまで炒める。なすを加え、1～2分炒めてしんなりさせる。

3 **B** を加えて軽く混ぜ、トマトをつぶしながら5分煮て、ほどよく煮詰まったら、塩とブラックペッパーで味を調える。

Point!

「本当に辛い」辛みのもとは、中国料理の調味料、豆板醤と花椒。油で炒めると香りも立つ。

オートミールごはん

作り方

ボウルにオートミールとくずした豆腐を入れ、切るように混ぜる。弁当箱に詰め、キーマカレーをかける。

Izumi's advice!

野菜から甘みは出ますが、甘みは加えていないのでしっかり辛いカレーです。辛みの豆板醤、しびれの花椒はお好みで調整してください。

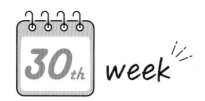

さば缶、卵、小松菜の3色そぼろ弁当

3つのヘルシーな食材を食べやすい和風の味つけに。
さば缶は缶汁ごと使い、うまみとともに栄養も取り入れます。

フライパンで

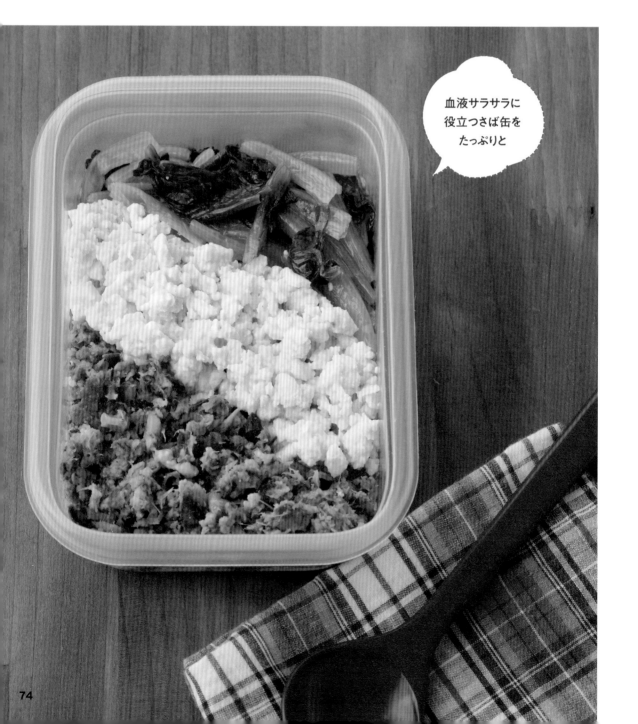

血液サラサラに
役立つさば缶を
たっぷりと

5食分材料表

さば水煮缶	2缶（1缶150g）
木綿豆腐	200g
小松菜（3〜4cm長さ）	1束（200g）
卵	6個
A［ しょうゆ、酒、ラカント®	各大さじ2
おろししょうが	大さじ1
マヨネーズ	大さじ2
ごま油	大さじ½
塩	少々
オートミール	200g
木綿豆腐	400g
しょうゆ	大さじ1
削り節	小袋1パック

1食あたり
糖質 26.2g　513 kcal
たんぱく質 36.3g
食物繊維 5.8g

Izumi's advice!

さば缶の汁にはDHAやEPAがたっぷり。どちらの栄養素も人の体内では作ることができない必須脂肪酸なので、積極的に摂りたいですね！

さば缶そぼろ

作り方

フライパンにさば缶を缶汁ごと入れ、豆腐200g（水きりしなくてOK）とAを加え、全体をくずしながら煮詰める。

(**Point!**)

さば缶も豆腐も缶汁や水けをきったりせず、そのまま鍋に入れてOK。くずしながら煮詰めていくとよい。

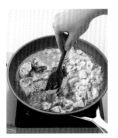

小松菜のナムル

作り方

1 小松菜は耐熱容器に入れ、ふわっとラップをかけて電子レンジ（600W）で2分加熱する。

2 1が冷めたら水けをきり、ごま油と塩で味を調える。

炒り卵

作り方

1 ボウルに卵を割りほぐし、マヨネーズを加えてよく混ぜる。

2 フライパンを熱して1を流し入れ、菜箸で混ぜながらポロポロになるまで火を通す。

オートミールごはん

作り方

ボウルにオートミール、くずした豆腐、しょうゆ、削り節を入れ、切るように混ぜる。弁当箱に詰め、上に3色のおかずをのせる。

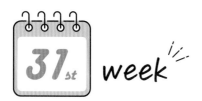

カオマンガイ弁当

しっとり、やわらかいカオマンガイを作るなら炊飯器！
一緒に野菜やきのこも調理すれば、つけ合わせも同時にできて楽です。

炊飯器で

ナンプラーや
薬味を使った
本格的な味！

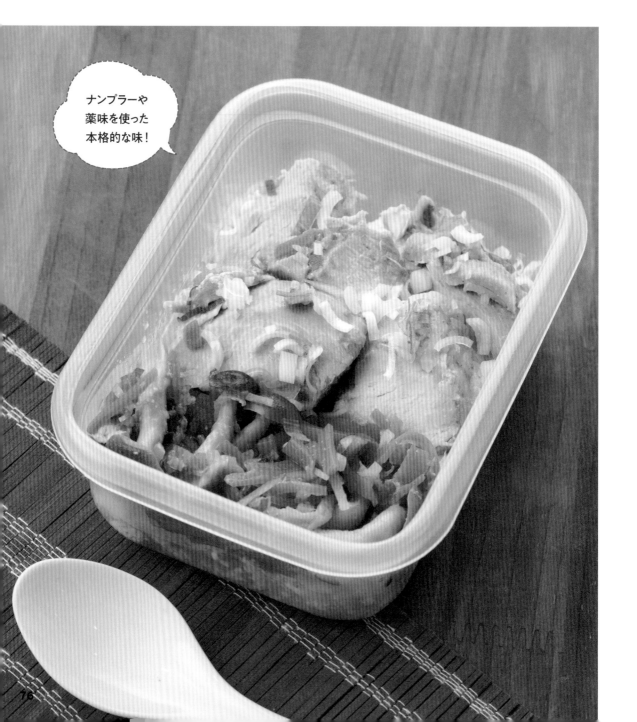

5食分材料表

鶏むね肉		600g
長ねぎ（みじん切り）		1本（100g）
にんじん（細切り）		1本（150g）
しめじ（ほぐす）		1袋（100g）
塩、こしょう		各少々

A
- ラカント® …… 大さじ3
- しょうゆ、ナンプラー … 各大さじ2
- おろししょうが、おろしにんにく …… 各大さじ1
- りんご酢、ごま油 …… 各大さじ1

オートミール		200g
木綿豆腐		300g
カオマンガイの汁		半量〜全量

1食あたり
糖質 **29.8g**
406 kcal
たんぱく質 **37.5g**
食物繊維 **6.2g**

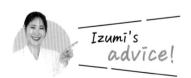

Izumi's advice!

タイ料理の人気メニュー、カオマンガイを作るなら炊飯器で！ ほっとくだけでおいしく作れ、ふだんのおかずにも◎です。

カオマンガイ

作り方

1 鶏むね肉は観音開きにして厚みを均一にし、塩とこしょうを両面にまぶす。

2 炊飯器に1、長ねぎ、にんじん、しめじ、Aを加えて炊飯スイッチを入れる。

3 炊き上がったら鶏肉を取り出し、粗熱がとれたら食べやすく切る。残りの煮汁は、オートミールごはん用に、野菜は盛りつけ用に取っておく。

Point!

炊飯器で炊く前の状態。鶏むね肉は厚みをそろえるだけにしてまるごと入れたほうが、うまみが逃げない。

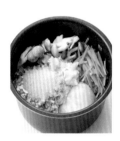

オートミールごはん

作り方

1 ボウルにオートミール、くずした豆腐、取り分けておいたカオマンガイの残りの汁を入れ、切るように混ぜ合わせる。

2 弁当箱に詰め、上にカオマンガイをのせる。

Point!

カオマンガイの煮汁をうまみづけにプラス。煮汁を少し煮詰めてから加えると、よりうまみが強まる。

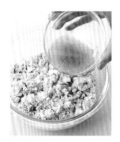

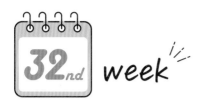

鶏むねのヘルシー炒め弁当

ヘルシー感をおいしく味わえる鶏むね肉ときのこの組み合わせ。
さっぱりした味わいで、体がスッキリしそうな気配満点。

フライパンで

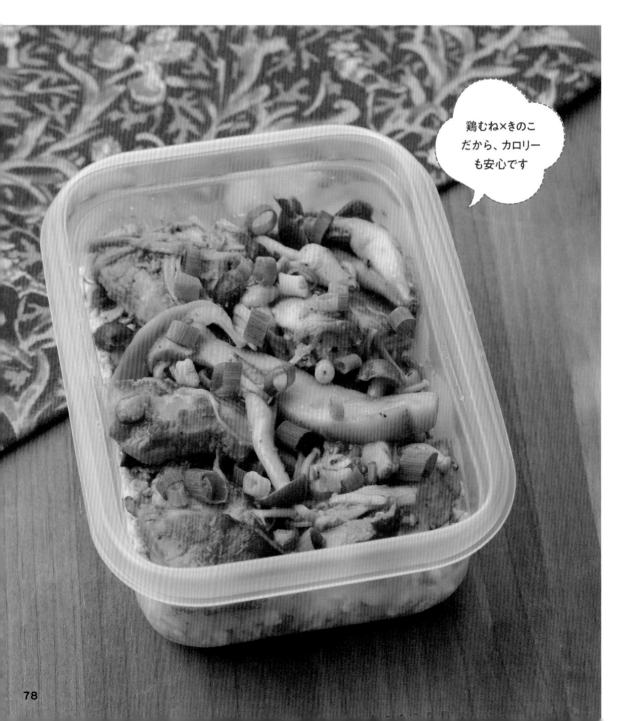

鶏むね×きのこ
だから、カロリー
も安心です

5食分材料表

鶏むね肉‥‥‥‥‥‥‥‥‥ 500g
しめじ (ほぐす) ‥‥‥‥‥ 1袋 (100g)
エリンギ (縦4等分に切る)‥ 1袋 (100g)
えのきたけ (ほぐす) ‥‥‥ 1袋 (200g)
大豆粉、しょうゆ‥‥‥‥ 各大さじ3
りんご酢、ごま油、レモン汁
　　　　　　　　　　　‥ 各大さじ1
塩、こしょう‥‥‥‥‥‥ 各少々
ブラックペッパー、小ねぎ (小口切り)
　　　　　　　　　　　‥ 各適量

オートミール‥‥‥‥‥‥‥ 200g
木綿豆腐‥‥‥‥‥‥‥‥‥ 400g
削り節‥‥‥‥‥‥‥‥ 小袋1パック
しょうゆ‥‥‥‥‥‥‥‥ 大さじ1

1食あたり
糖質 **28.4**g
388 kcal
たんぱく質 **39.9**g
食物繊維 **7.9**g

Izumi's advice!

鶏むね肉＋きのこはダイエットを加速させる食材の組み合わせ。調味料を極力少なくし、糖質量やカロリーを抑えました。

鶏むねのヘルシー炒め

作り方

1 鶏肉は皮を取ってそぎ切りにし、りんご酢、塩、こしょうをもみこんで10分おく。10分経ったら、大豆粉をまんべんなくまぶす。

2 フライパンにごま油を入れて火にかけ、1を並べ入れて2分焼く。焼き目がついたら裏返して1分ほど焼き、両面に焼き目をつける。

3 2にきのこ類をすべて入れ、きのこがしんなりするまで炒める。

4 3にしょうゆとレモン汁を加え、きのこから出てくる水分も一緒に煮詰める。汁けがなくなったらブラックペッパーを入れて火を止める。

Point!

下味をつけるときは塩とこしょうのほか、肉をやわらかくする効果があるといわれる酢をふりかけ、全体にもみこむとよい。

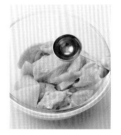

オートミールごはん

作り方

ボウルにオートミール、くずした豆腐、削り節、しょうゆを入れて切るように混ぜ合わせる。弁当箱に詰め、上に鶏むねのヘルシー炒めをのせて、小ねぎを散らす。

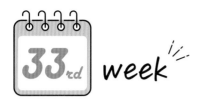

33rd week

ミートドリア弁当

洋食が食べたくなったらコレ！　オートミールごはんを
ホワイトソース風に味つけし、その上にミートソースをたっぷり。

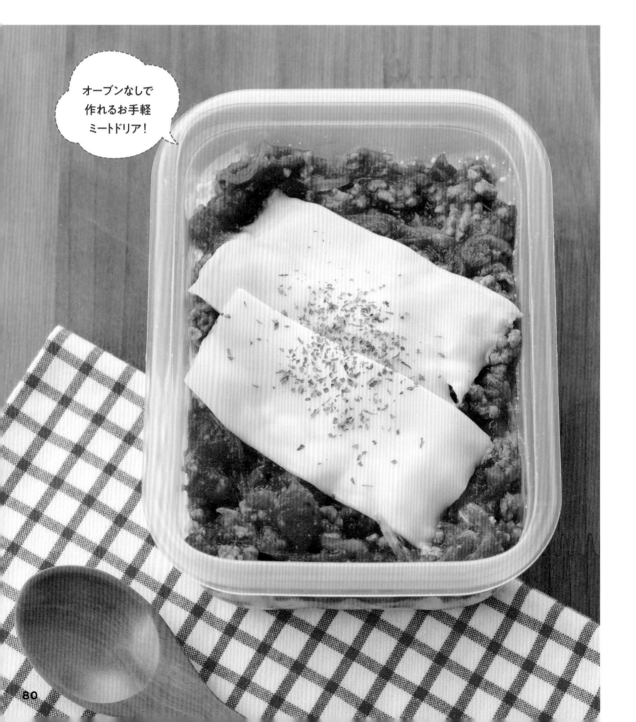

オーブンなしで
作れるお手軽
ミートドリア！

5食分材料表

豚ひき肉	300g
玉ねぎ (薄切り)	1個 (200g)
オリーブオイル、おろしにんにく	各大さじ1
赤ワイン	50ml
A ┌ ホールトマト缶	1缶
ラカント®	大さじ2
しょうゆ	大さじ1
└ ローリエ	あれば1枚
塩	小さじ1
ブラックペッパー	適量
溶けるスライスチーズ	5枚

オートミール	200g
絹ごし豆腐	600g
溶けるスライスチーズ	2枚
塩	小さじ½
ドライパセリ	適量

1食あたり

糖質 **32.6g**

492 kcal
たんぱく質 **29.8g**
食物繊維 **6.5g**

Izumi's
advice!

ホワイトソース感のあるごはんにし
たいときは、絹ごし豆腐を使いま
す。ミートソースはなすやにんじん
を入れてアレンジしても◎。

ミートソース

作り方

1 フライパンにオリーブオイルとおろしにんにくを入れて火
にかけ、香りが出てきたら、玉ねぎを加えて炒める。

2 玉ねぎがクリーム色になってきたら、豚ひき肉を加えて
色が変わるまで炒める。

3 2がフツフツしているところに赤ワインを加えて混ぜ、ア
ルコール分を飛ばす。Aを加えてトマトをつぶし、5分ほ
ど煮る。

4 仕上げに塩とブラックペッパーで味を調える。

Point!

赤ワインは煮汁や具から出た
水分がフツフツと煮立ってか
ら入れないとワインの酸味が
残ってしまう。

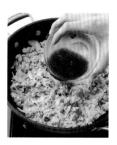

ホワイトソース風
オートミールごはん

作り方

1 ボウルにくずした豆腐、塩、ブラックペッパーを入れてよ
く混ぜる。なめらかになったら、オートミールとちぎった
スライスチーズ2枚を加えて混ぜ合わせる。

2 弁当箱に詰め、上にミートソースとスライスチーズ1枚を
半分に切ってのせる。ドライパセリをふる。

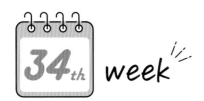

レンチントマトチーズリゾット弁当

レンチン調理で作るリゾットだから失敗なし！
スライサーを使えば、包丁もまな板も不要で洗い物を減らせます。

電子レンジで

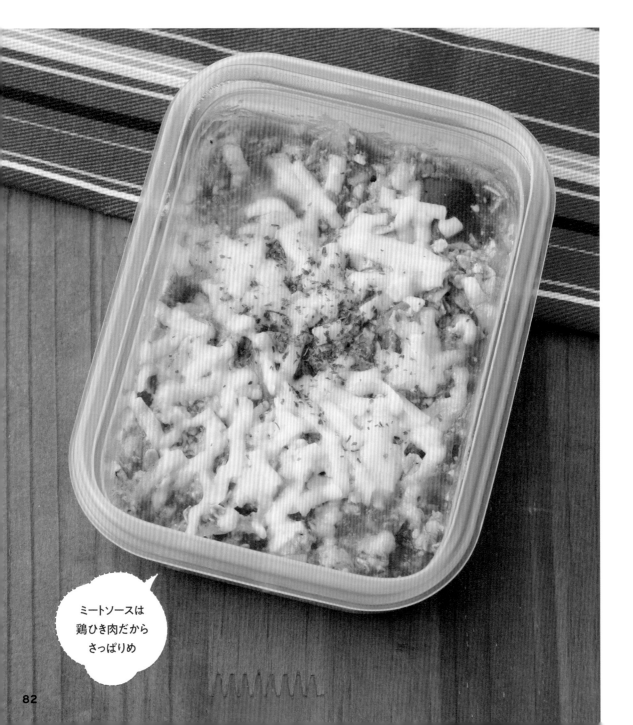

ミートソースは
鶏ひき肉だから
さっぱりめ

5食分材料表

鶏ひき肉	250g
しめじ (ほぐす)	1袋 (100g)
玉ねぎ (薄切り)	1個 (200g)
オートミール	200g
絹ごし豆腐	300g
カットトマト缶	1缶
ピザ用チーズ	150g
A ┌ ラカント®	大さじ2
おろしにんにく	大さじ1
塩	小さじ1½
└ ブラックペッパー	好きなだけ
ドライパセリ	適量
塩、こしょう	各少々

1食あたり

糖質 32.6g

441kcal
たんぱく質 30.2g
食物繊維 7.1g

トマトチーズリゾット

作り方

1 大きめの耐熱容器に鶏ひき肉、塩、こしょうを入れ、ふわっとラップをかけて電子レンジ（600W）で3分加熱する。

2 1にしめじ、玉ねぎを加えて再びふわっとラップをかけて電子レンジで5分加熱し（まだ火が通っていなければ、さらに1分ほど加熱）、取り出して混ぜる。

3 2に絹ごし豆腐、チーズの半量、Aを加えて混ぜる。なめらかになったら、トマト缶を加えて混ぜ合わせる。

4 オートミールを加えて混ぜ、弁当箱に詰め、残りのチーズをのせてパセリをふる。

Point!

調理はすべてレンジで。鶏ひき肉を加熱したら、豆腐やチーズを加えて肉をよくほぐしながら混ぜる。

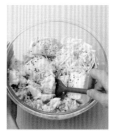

Point!

豆腐をよく混ぜたところにトマト缶を投入。トマト缶はカットタイプなら切らずにそのまま加えられて便利。

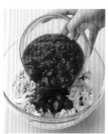

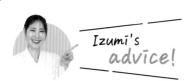

Izumi's advice!

トマト缶は火を通さなくても食べられるので、チーズを入れる前なら味見ができますよ。ちょっと味が足りなかったらお好みでコンソメを入れてもOKです。

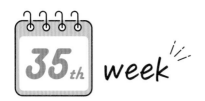

照り焼きチキン弁当

甘めのしょうゆ味ときれいな照りにそそられる照り焼きチキン。
そのもとになる砂糖は使わず、低糖質のままおいしく仕上げましょう。

フライパンで

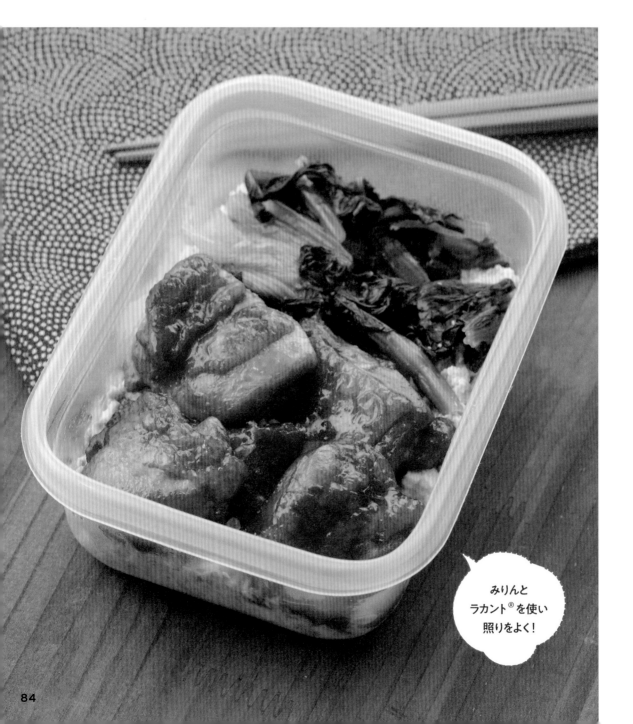

みりんと
ラカント®を使い
照りをよく!

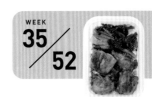

５食分材料表

鶏もも肉 (20等分に切る)………	600g
油………	大さじ1
A ┌ 酒、しょうゆ………	各大さじ3
│ ラカント® ………	大さじ2
└ みりん………	大さじ1
小松菜 (3〜4cm長さ)………	1束 (200g)
ごま油………	大さじ½
塩………	少々
オートミール………	200g
木綿豆腐………	400g
照り焼きのたれ………	残り全量

１食あたり
糖質 26.8g
558 kcal
たんぱく質 33.4g
食物繊維 5.5g

Izumi's advice!

この料理にみりんを使うのは、鶏肉の照りを出すため。甘みとともに照りが必要な料理には、糖質量は上がりますがみりんがおすすめです。

照り焼きチキン

作り方

1 フライパンに油を熱して、鶏もも肉の両面を焼く。

2 1の両面に焼き色がついたらAを加え、鶏肉にからめながら火を通す。フライパンに残ったたれは取り分けておく。

小松菜のナムル

作り方

1 小松菜は耐熱容器に入れ、ふわっとラップをかけて電子レンジ (600W) で2分加熱する。

2 1が冷めたら水けをしぼってボウルに入れ、ごま油と塩であえる。

オートミールごはん

作り方

1 残った照り焼きのたれは、シャバシャバした状態なら少し煮詰める。

2 ボウルにオートミールとくずした豆腐を入れ、1を加えて切るように混ぜ合わせる。弁当箱に詰め、照り焼きチキンと小松菜のナムルをのせる。

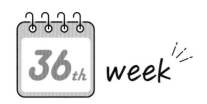

レンチンさけ缶チャーハン弁当

調理時間は約5分。レンジまかせだから忙しい日でも調理がラク。
さけ缶は缶汁ごと使い、うまみをオートミールと豆腐にしみこませます。

電子レンジで

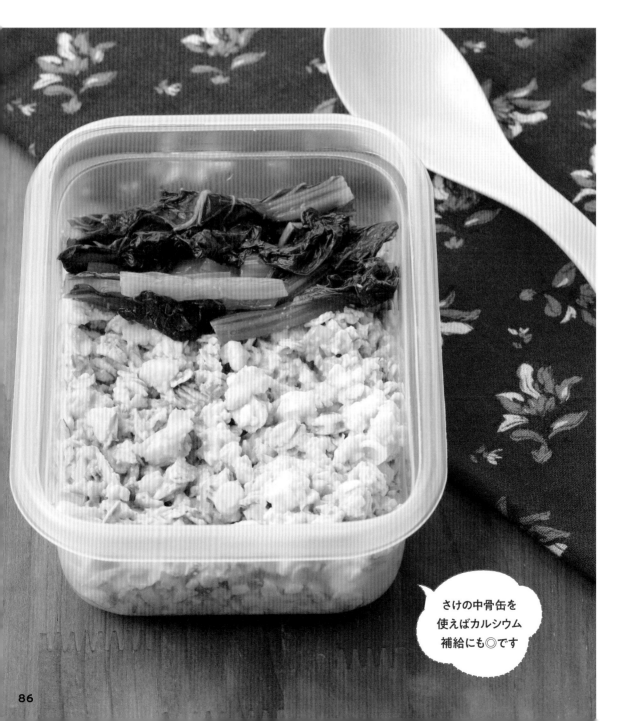

さけの中骨缶を
使えばカルシウム
補給にも◎です

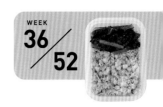

5食分材料表

さけの中骨水煮	………	1缶 (150g)
卵	………	6個
長ねぎ (みじん切り)	………	1本 (100g)
小松菜 (3〜4cm長さ)	………	1束 (200g)
ごま油	………	大さじ1½
A しょうゆ	………	大さじ2
ごま油	………	大さじ1
塩	………	小さじ½
こしょう	………	少々
塩	………	1g
オートミール	………	200g
木綿豆腐	………	300g

1食あたり

糖質 26.4g

368 kcal
たんぱく質 22.4g
食物繊維 5.7g

Izumi's advice!

レンジで作る炒り卵は、泡立て器で混ぜるのもおすすめ。菜箸やへらを使うより、細かくきれいにほぐせます。一度試してみて。

さけ缶チャーハン

作り方

1 卵は耐熱容器に割りほぐし、ごま油大さじ1を加えて混ぜる。ふわっとラップをかけて電子レンジ (600W) で3分加熱する。

2 1を取り出してかき混ぜ、ラップをかけずに電子レンジで1分加熱する。やわらかければ追加で30秒加熱し、よく混ぜて炒り卵状にする。

3 別のボウルにさけ缶を缶汁ごと入れ、豆腐、長ねぎ、Aを加え、豆腐がポロポロにくずれるまで混ぜる。2とオートミールも加えて混ぜる。弁当箱に詰める。

Point!

炒り卵は、1回目のレンジ加熱では写真のように少し固まる程度。2回目からはあっという間に固まるので、少し加熱して混ぜることを繰り返すとよい。

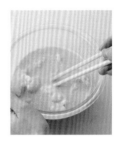

Point!

さけ缶は汁にも栄養とうまみあり! 汁ごとオートミールと混ぜ合わせるのがおすすめ。

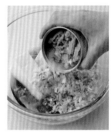

小松菜のナムル

作り方

1 小松菜は耐熱容器に入れ、ふわっとラップをかけて電子レンジ (600W) で2分加熱する。

2 1が冷めたら水けをきり、ごま油大さじ½と塩を加えて混ぜる。

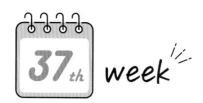

キャベツのうま塩リゾット弁当

炊飯器で調理すると、鶏手羽元のうまみがギュッとしみこんだキャベツ煮が完成。
そのうまみを、さらにオートミールにしみこませていただきます！

炊飯器で

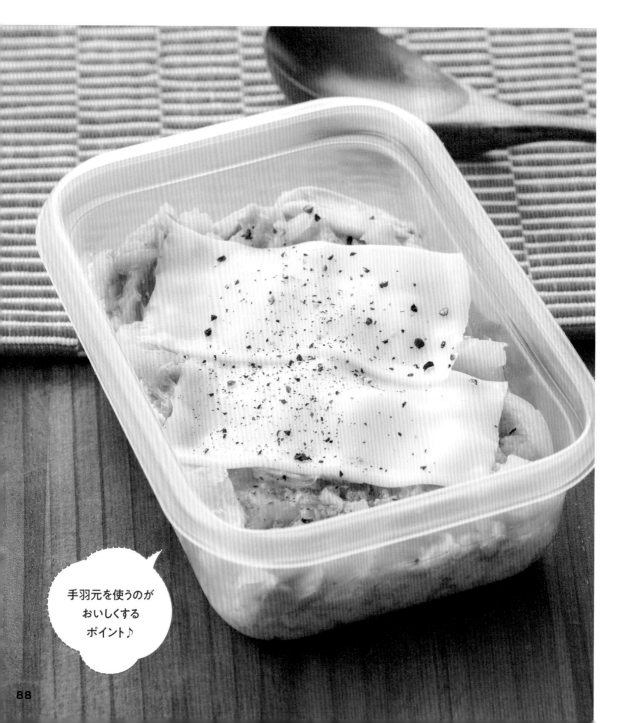

手羽元を使うのが
おいしくする
ポイント♪

5食分材料表

鶏手羽元	700g
キャベツ（ざく切り）	500g

A
おろしにんにく	大さじ1
塩	小さじ½
ローリエ	あれば1枚
水	200mℓ

B
塩	小さじ½
ブラックペッパー	適量
溶けるスライスチーズ	5枚

オートミール	200g
木綿豆腐	300g
溶けるスライスチーズ	2枚
ブラックペッパー	適量

1食あたり

糖質 **29.1**g

465kcal
たんぱく質 **35.1**g
食物繊維 **6.2**g

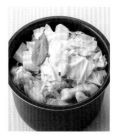

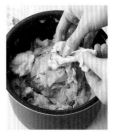

Izumi's advice!

炊飯器のサイズに余裕があれば、キャベツの量を増やしてもOK。より一層キャベツのうまみを感じるリゾットになります。

キャベツのうま塩煮込み

作り方

1 炊飯器にAを入れて混ぜ、鶏手羽元とキャベツを加え、炊飯する。

2 炊き上がったら、鶏手羽元を取り出して骨を取り除き、肉はほぐして1に戻す。

3 Bを加えて味を調える。

Point!

キャベツが山盛り入った炊飯前の状態。味つけがシンプルなので肉の臭み消しや風味づけの役割があるローリエも加えると◎。

Point!

炊飯器のスイッチが切れてさわれるくらいの状態になったら、手羽元の骨をはずし、肉は炊飯釜に戻す。

オートミールごはん

作り方

1 ボウルにオートミールとくずした豆腐、ちぎったスライスチーズ2枚を入れて切るように混ぜ合わせ、弁当箱に詰める。

2 1にキャベツのうま塩煮込みをのせ、その上にスライスチーズを半分に切ってのせ、ブラックペッパーをふる。

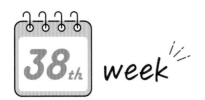

チーズチキンナゲット弁当

鶏ひき肉にチーズを混ぜこみ、マヨネーズやしょうがで味つけ。
冷凍後もコクとやわらかさを楽しめるナゲットは、おかずはもちろんおつまみにも。

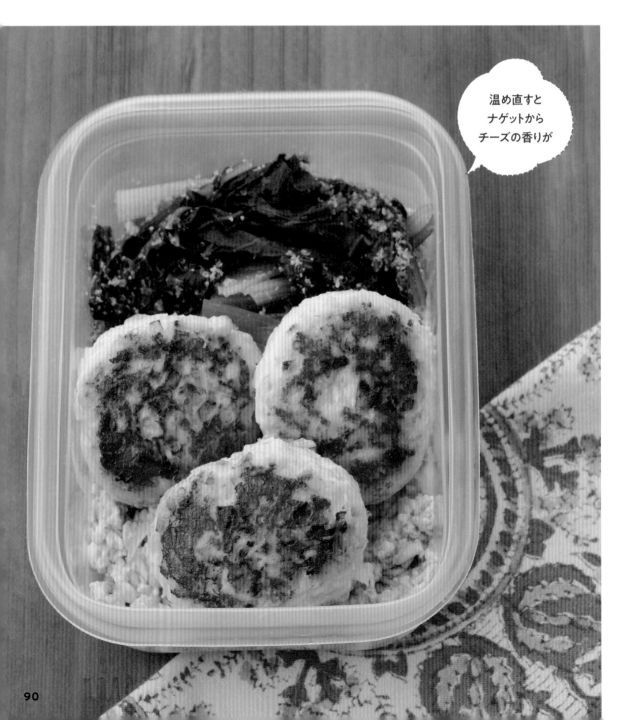

温め直すと
ナゲットから
チーズの香りが

5食分材料表

鶏ひき肉	500g
玉ねぎ (みじん切り)	1個 (200g)
ミックスチーズ	80g
A ┌ マヨネーズ	大さじ4
│ おからパウダー	大さじ2
│ おろししょうが	大さじ1
└ 塩	小さじ½
油	適量

小松菜 (3〜4cm長さ)	1束 (200g)
B ┌ 白すりごま	大さじ2
│ しょうゆ	小さじ2
└ ラカント®	小さじ1

オートミール	200g
木綿豆腐	400g
しょうゆ	大さじ1
削り節	小袋1パック

1食あたり

糖質 **28.6**g

614kcal
たんぱく質 **36.1**g
食物繊維 **7.7**g

Izumi's advice!

鶏ひき肉300g、木綿豆腐200gにするとよりヘルシー。水分量が増えるので、おからパウダーを大さじ1増やしてください。

チーズチキンナゲット

作り方

1 ボウルに鶏ひき肉、玉ねぎ、チーズ、**A**を入れて混ぜ合わせ、15個に丸める。

2 フライパンに油を少し多めに入れて火にかけ、**1**を片面3分ぐらいずつ揚げ焼きにする。

Point!

ナゲットのつなぎに使うのは、小麦粉ではなくおからパウダー。糖質量を抑えられる。

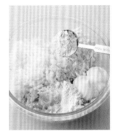

Point!

ナゲットは少し多めの油で両面を揚げ焼きに。火の通りが心配なときは、竹串を刺して澄んだ肉汁が出てくるかどうかチェックして。

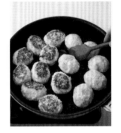

小松菜のごまあえ

作り方

1 小松菜は耐熱性容器に入れ、ふわっとラップをかけて電子レンジ (600W) で2分加熱する。

2 **1**が冷めたら水けをよくきり、**B**を加えてあえる。

オートミールごはん

作り方

ボウルにオートミールとくずした豆腐を入れ、しょうゆ、削り節を加えて切るように混ぜ合わせる。弁当箱に詰めチーズチキンナゲット3個、小松菜のごまあえをのせる。

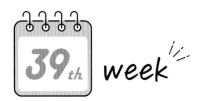

ハヤシライス弁当

たっぷりきのこやココアパウダーを加えるなど、糖質量を抑えながら、
トロリとしてコクのあるハヤシソースを作るアイデア満載。

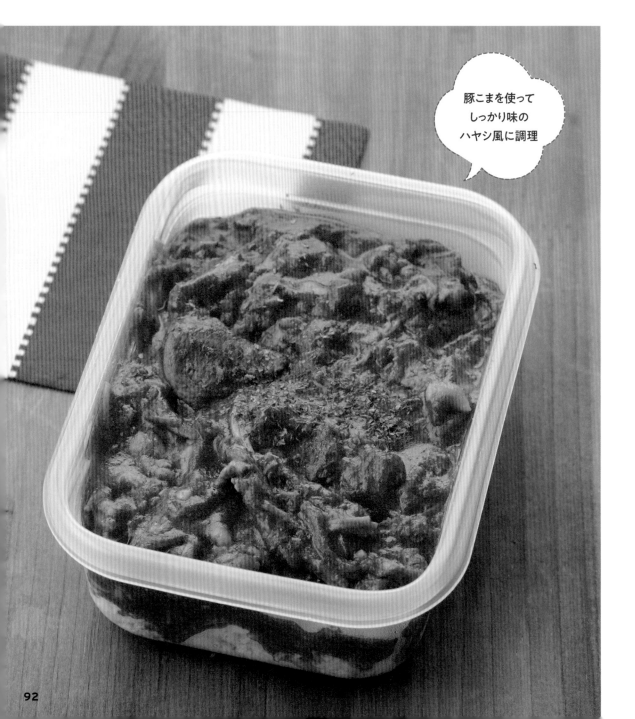

豚こまを使って
しっかり味の
ハヤシ風に調理

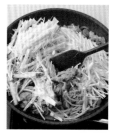

5食分材料表

豚こま切れ肉	400g
玉ねぎ（薄切り）	1個（200g）
えのきたけ（3等分に切ってほぐす）	
	1袋（200g）
ホールトマト缶	1缶
無調整豆乳	200ml
オリーブオイル	大さじ1
おろしにんにく	大さじ1
A ラカント®	大さじ2
しょうゆ	大さじ1
ココアパウダー	小さじ2
塩	小さじ1
ソース	大さじ2

※ソースはウスターでも中濃でも、とんかつでもOK

オートミール	200g
木綿豆腐	300g
しょうゆ	大さじ1
ドライパセリ	適量

1食あたり

糖質 35.7g

448 kcal
たんぱく質 28.9g
食物繊維 8.0g

Izumi's *advice!*

ココアパウダーはデミグラスソース風の濃い茶色を出すために加えます。チョコを加えたりもしますが、糖質量がアップするココアで！

ハヤシ風ソース

作り方

1 フライパンにオリーブオイルとおろしにんにくを入れて火にかけ、香りが出てきたら玉ねぎを加えて炒める。玉ねぎが透き通ってきたら、豚肉を加えて炒める。

2 肉の色が変わったら、えのきたけを加えてしんなりするまで炒め、全体的にしんなりしたら、トマト缶とAを加えて5分煮る。

3 汁けが少なくなったら、豆乳を加えて軽く煮て、トロッとさせる。

Point!

えのきたけをたっぷりプラス。しんなりしてカサが減るまでよく炒めて、甘みとうまみ、そしてとろみを引き出す。

オートミールごはん

作り方

ボウルにオートミール、くずした豆腐、しょうゆを入れて切るように混ぜ合わせて弁当箱に詰める。上にハヤシ風ソースをかけ、ドライパセリをふる。

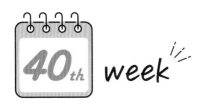

レンチンきのこチーズリゾット弁当

オートミールの上には、2種類のきのこと鶏ひき肉を使ったソース。
チーズもたっぷり入っているから、おなかも大満足！

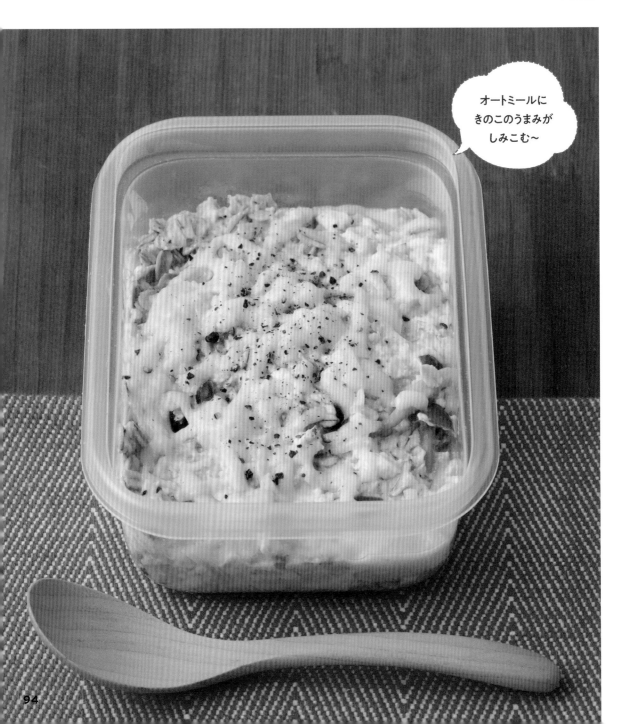

オートミールに
きのこのうまみが
しみこむ～

5食分材料表

鶏ひき肉	250g
塩、こしょう	各少々
しめじ（ほぐす）	1袋（100g）
えのきたけ（4等分に切ってほぐす）	1袋（200g）
絹ごし豆腐	600g
ピザ用チーズ	150g
オートミール	200g
塩	小さじ1
ブラックペッパー	適量

1食あたり

糖質 **27.7**g

430 kcal
たんぱく質 **30.0**g
食物繊維 **7.0**g

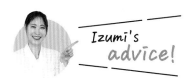

Izumi's *advice!*

レンジ調理なので1食ずつでも作れます。その際は鶏ひき肉ではなくツナを使ったり、きのこも1種類だけ使っても大丈夫。作りやすくアレンジしてください。

レンチンきのこチーズリゾット

作り方

1 大きめの耐熱容器に鶏ひき肉、塩、こしょうを入れて、ラップをふわっとかけ、電子レンジ（600W）で3分加熱する。

2 1にしめじ、えのきたけを加え、再びふわっとラップをかけて電子レンジ（600W）で3分加熱する（火が通っているか確かめて、通っていない部分があったら追加で1分ぐらい加熱する）。

3 2に豆腐、ピザ用チーズの半量、塩、ブラックペッパーを加え、なめらかになるまで混ぜる。

4 オートミールを加えて混ぜ、弁当箱に詰めて残りのチーズをのせブラックペッパーをふる。

Point!

鶏ひき肉を加熱したら肉をほぐし、そこにきのこをたっぷりプラス。加熱後、再び混ぜて肉ときのこをなじませる。

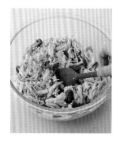

Point!

2回目の加熱後は、チーズの半量と豆腐をプラス。残りのチーズはリゾットを弁当箱に詰めてからのせたほうが◎。

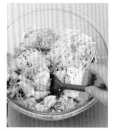

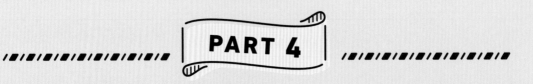
さあ、ラストスパート！何kgやせた？41〜52週のお弁当

いよいよ最後のレシピ紹介です。このパートにも
オートミールをおいしく食べられるお弁当レシピがいろいろ。
52週目までやり遂げて、ダイエットを成功させましょう！

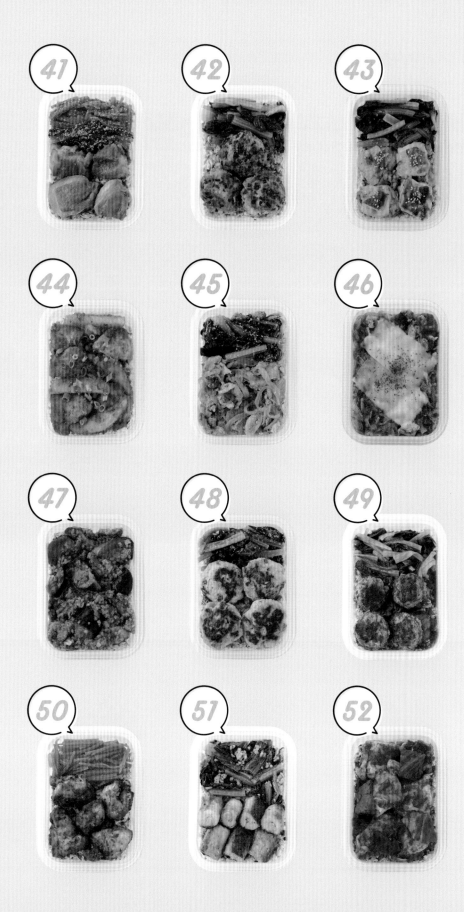

41st week

鶏肉のしょうゆ煮弁当

鶏もも肉をおいしくしてくれる、濃いめの甘辛しょうゆ味。
2色の野菜のごまあえを添えて、栄養バランスも万全に。

フライパンで

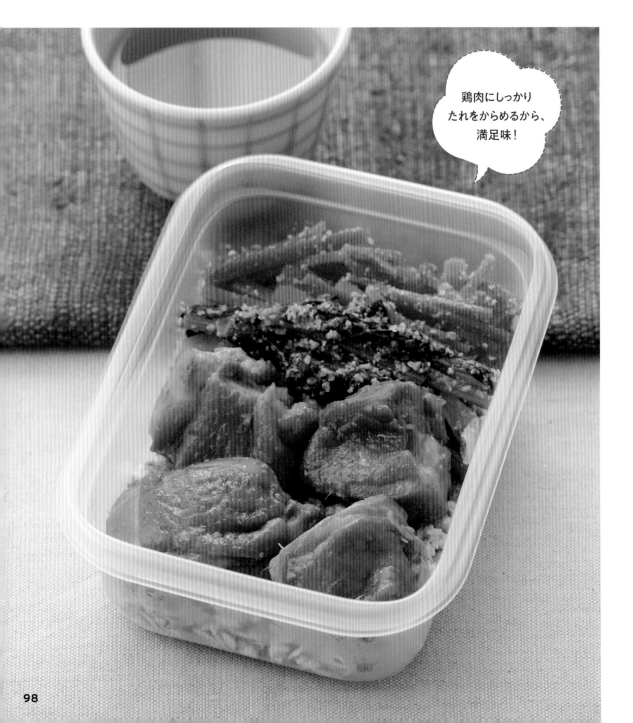

鶏肉にしっかり
たれをからめるから、
満足味！

5食分材料表

鶏もも肉 (20等分に切る)		500g
にんじん (細切り)		1本 (150g)
小松菜 (3〜4cm長さ)		1束 (200g)
A [しょうゆ、酒		各大さじ4
ラカント®		大さじ2
おろししょうが		大さじ1
B [白すりごま		大さじ4
しょうゆ		小さじ4
ラカント®		小さじ2
オートミール		200g
木綿豆腐		400g
鶏肉のしょうゆ煮のたれ		残り全量

1食あたり
糖質 **28.7g**
466 kcal
たんぱく質 **31.0g**
食物繊維 **7.0g**

Izumi's
advice!

調味料がシンプルなので鶏肉は
ジューシーなうまみが出るもも肉が
おすすめ。よく加熱してもかたくな
りにくいので煮ものにおすすめです。

鶏肉のしょうゆ煮

作り方

1 鶏肉は皮目を下にしてフライパンに入れ、**A** を加えて火にかける。

2 中火で5分煮たら、鶏肉を裏返して中に火が通るまで煮る。たれはオートミールごはん用に取っておく。

> **Point!**
>
> 材料をフライパンに入れてから火にかける「コールドスタート」で調理開始。鶏肉の周囲の色が変わってきたら上下を返す。

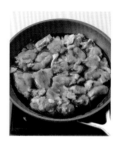

野菜のごまあえ

作り方

1 にんじんと小松菜は耐熱容器に入れ (混ぜずに分けて入れる)、ふわっとラップをかけて電子レンジ (600W) で4分加熱する。

2 1が冷めたら、それぞれ水けをしぼって別々の容器に入れ、**B** を半量ずつ加えてあえる。

オートミールごはん

作り方

ボウルにオートミール、くずした豆腐、鶏肉のしょうゆ煮のたれ (シャバシャバした状態なら少し煮詰める) を入れ、切るように混ぜ合わせる。弁当箱に詰め、鶏肉のしょうゆ煮4個と野菜のごまあえをのせる。

> **Point!**
>
> 鶏もも肉のうまみが溶け出した、しょうゆ煮のたれを混ぜれば、オートミールごはんの食べやすさがアップ!

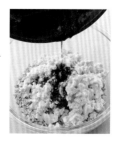

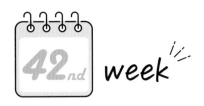

week

豚ニラつくね弁当

ニラの香りと甘み、えのきたけの食感がつくねのアクセント。
主菜がしっかりめの甘辛味だから、副菜はごま油＋塩であっさりと。

えのきも加えた
つくねが、甘くて
ふっくら

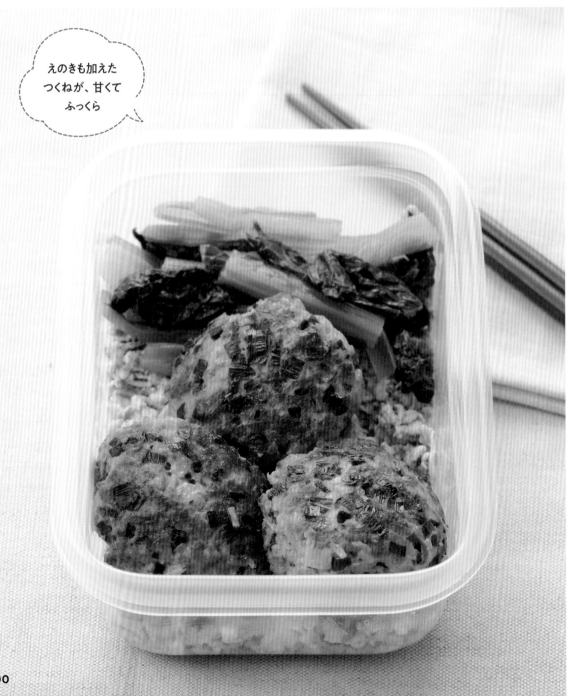

5食分材料表

豚ひき肉	400g
ニラ (細かく切る)	1束 (100g)
えのきたけ (細かく切る)	1袋 (200g)
A しょうゆ	大さじ2
おろししょうが、ラカント®	各大さじ1
塩、こしょう	各少々
小松菜 (3〜4cm長さ)	1束 (200g)
ごま油	大さじ½
オートミール	200g
木綿豆腐	400g
削り節	小袋1パック
しょうゆ	大さじ1

1食あたり

糖質 **27.3**g

425 kcal
たんぱく質 **28.3**g
食物繊維 **7.5**g

Izumi's
advice!

つくねには、にらやえのきたけを
プラス。えのきたけはローカロリー
でかさ増しにぴったりで、甘みとう
まみをプラスする効果ありです。

豚ニラつくね

作り方

1 ボウルに豚ひき肉、ニラ、えのきたけ、A を入れてよく混ぜ、15等分して丸める。

2 フライパンに油を引かずに1を並べて火にかけ、焼き目がついたらひっくり返し、ふたをして2分蒸し焼きにする。

Point!

肉だねは、ニラとえのきたけが
ひき肉全体に行き渡るまでよく
混ぜるとよい。しょうがは風味
づけ＆肉の臭み消しに◎。

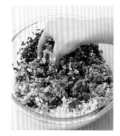

Point!

片面にきれいな焼き色がつい
たら、つくねを裏返す。ふたを
して、今度は反対側を焼きな
がら中まで十分に火を通して。

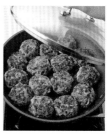

小松菜のナムル

作り方

1 小松菜は耐熱容器に入れ、ふわっとラップをかけて電子レンジ (600W) で2分加熱する。

2 1が冷めたら水けをきり、ごま油と塩少々 (分量外) で味を調える。

オートミールごはん

作り方

ボウルにオートミール、くずした豆腐、削り節、しょうゆを入れ、切るように混ぜ合わせる。弁当箱に詰め、豚ニラつくね3個、小松菜のナムルをのせる。

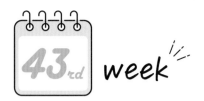

ねぎ塩チキン弁当

鶏もも肉をプリッと焼いてから、ねぎ塩だれで味つけ。
ナムルを添えれば、お弁当はもちろんおつまみにもいい組み合わせに。

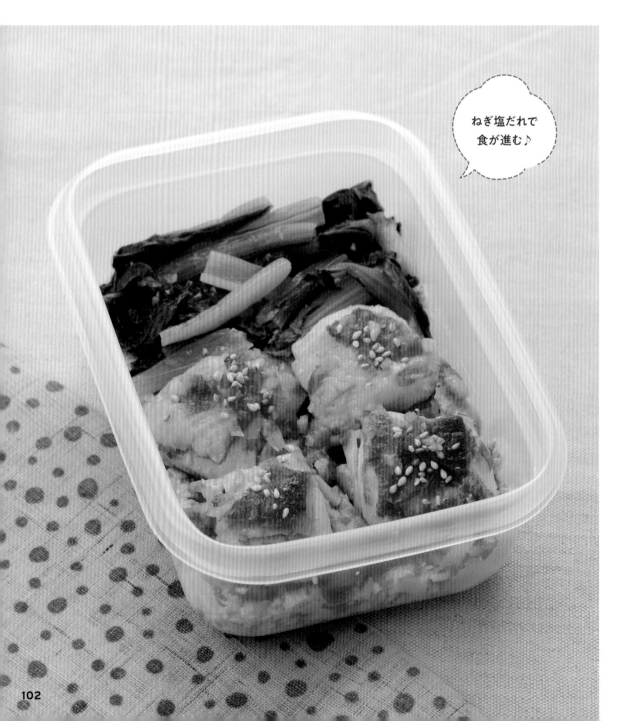

ねぎ塩だれで
食が進む♪

5食分材料表

鶏もも肉 (20等分に切る)		500g
A	長ねぎ (みじん切り)	1本 (100g)
	ラカント®、ごま油、レモン汁	各大さじ1
	塩	小さじ1
小松菜 (3〜4cm長さ)		1束 (200g)
酒		大さじ1
塩		少々
白いりごま		適量

オートミール	200g
木綿豆腐	400g
ねぎ塩だれ	残り全量
ごま油	大さじ½

1食あたり

糖質 26.0g	529 kcal
	たんぱく質 29.3g
	食物繊維 5.9g

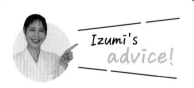

Izumi's advice!

ねぎ塩だれは小ねぎなどを使ってもOK。鶏肉のほか、焼き肉のたれにしたり、冷奴にかけたりしてもおいしくいただけます。

ねぎ塩チキン

作り方

1 ボウルに20等分に切った鶏もも肉を入れ、塩少々と酒をもみこむ。

2 Aを混ぜ合わせてねぎ塩だれを作る。

3 フライパンに何も引かずに1を皮目を下にして入れ、火にかけて2〜3分焼く。焼き目がついたら裏返し、焼き目をつける。

4 4分ほど焼いて鶏肉に9割ほど火が通ったら、2の¾量を回し入れ、肉全体にからめる。残りのたれはオートミールごはん用に取っておく。

Point!

鶏肉は1食分4切れになるよう20切れにカット。塩と酒をもみこんでおくと下味がつき、臭みも気にならない。

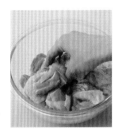

Point!

ごま油やレモン汁を混ぜたねぎ塩だれは、鶏肉に完全に火が通る前に加え、たれをからめながら肉の中まで火を通すとよい。

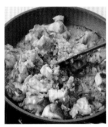

小松菜のナムル

作り方

1 小松菜は耐熱容器に入れ、ふわっとラップをかけて電子レンジ (600W) で2分加熱する。

2 冷まして水けをきり、ごま油大さじ½と塩であえる。

オートミールごはん

作り方

ボウルにオートミール、くずした豆腐、ねぎ塩だれの残りを加えて切るように混ぜ合わせる。弁当箱に詰め、ねぎ塩チキン4個、小松菜のナムルをのせる。白ごまをふる。

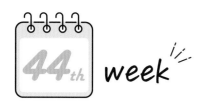

じゃがいもと鶏むねのうま辛炒め弁当

マヨネーズやにんにく、豆板醤などが「うま辛」のもと。
じゃがいもはレンジで下ごしらえして、炒め時間をかけずにホクホクに。

フライパンで

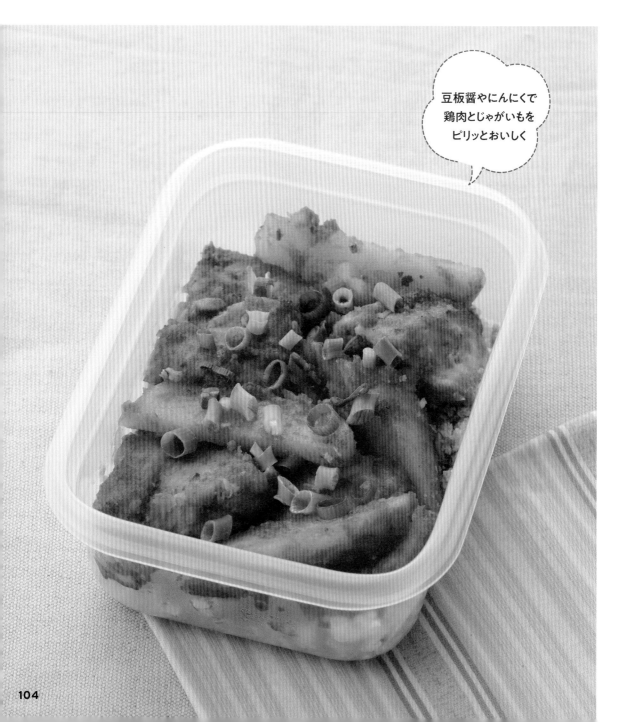

豆板醤やにんにくで
鶏肉とじゃがいもを
ピリッとおいしく

5食分材料表

鶏むね肉（そぎ切り）	500g
じゃがいも（くし形切り）	3〜4個（400g）
大豆粉	大さじ3
マヨネーズ	大さじ1
A 酒、しょうゆ、ラカント®	各大さじ2
豆板醤	大さじ½
おろしにんにく	小さじ1
ごま油	大さじ1
オートミール	200g
木綿豆腐	400g
しょうゆ	大さじ1
削り節	小袋1パック
小口ねぎ	適量

1食あたり

糖質 **32.8g**

550 kcal
たんぱく質 **32.2g**
食物繊維 **12.3g**

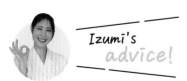

Izumi's advice!

太りそうと思われがちなじゃがいもには、実は食物繊維がたくさん含まれています。このお弁当1つで1日に必要な食物繊維量の½が摂れます。

じゃがいもと鶏むねのうま辛炒め

作り方

1 鶏肉にマヨネーズをもみこんで10分おき、大豆粉をまぶす。

2 じゃがいもは耐熱容器に入れてふわっとラップをかけ、電子レンジ（600W）で5分加熱する。

3 フライパンにごま油を入れて火にかけ、1を2分焼き、裏返して1分ぐらい焼く。両面に焼き目がついたら、2を加えて炒める。

4 じゃがいもが中心までやわらかくなったら、Aを加えて煮からめる。

Point!

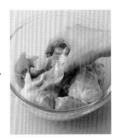

鶏むね肉にマヨネーズをもみこんでおくと、下味がつくうえ、肉がやわらかくなって焼いたときのパサつき防止に役立つ。

Point!

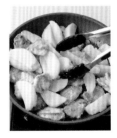

じゃがいもは細めのくし形切りにしないと電子レンジで火が通りにくい。食べるときのレンジ加熱でも、温まりにくくなるので細めに切るのがポイント。

オートミールごはん

作り方

ボウルにオートミール、くずした豆腐、しょうゆ、削り節を入れて切るように混ぜ合わせる。弁当箱に詰め、うま辛炒めを上にのせ小口ねぎを散らす。

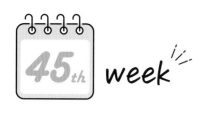

豚丼弁当

豚こまの甘辛い煮ものと、ごま風味の小松菜のホッとする組み合わせ。
オートミールごはんをおかか風味にするとよく合います。

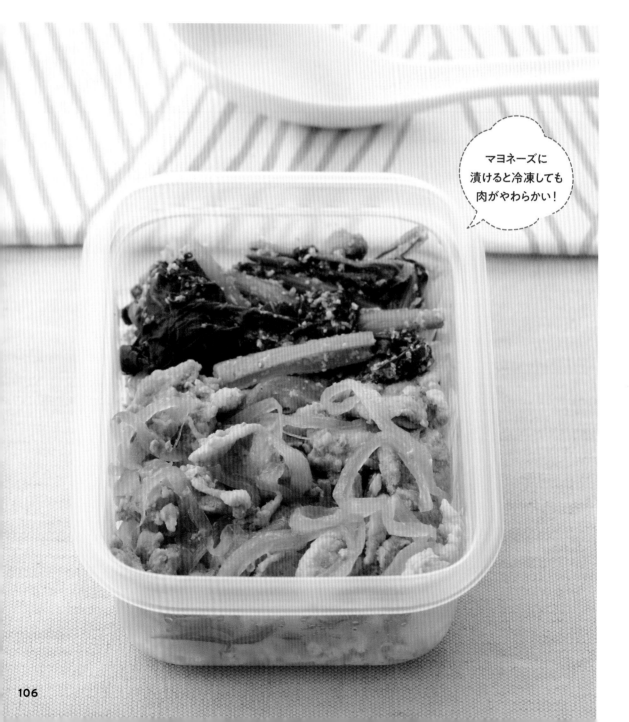

マヨネーズに
漬けると冷凍しても
肉がやわらかい！

5食分材料表

豚こま切れ肉 …………………… 500g
玉ねぎ（薄切り）………………… 1個（200g）
小松菜（3〜4cm長さ）………… 1束（200g）
マヨネーズ ………………………… 大さじ1

A ┌ しょうゆ、ラカント®、水
  │ …………………………… 各大さじ3
  └ 酒 …………………………… 大さじ2

B ┌ 白すりごま …………………… 大さじ2
  │ しょうゆ …………………… 小さじ2
  └ ラカント® …………………… 小さじ1

オートミール ……………………… 200g
木綿豆腐 …………………………… 400g
しょうゆ …………………………… 大さじ1
削り節 ……………………… 小袋1パック

1食あたり

糖質 28.9g

474kcal
たんぱく質 32.7g
食物繊維 6.3g

豚丼

作り方

1 豚肉にマヨネーズをもみこんで10分おく。

2 フライパンにAと玉ねぎを入れて煮る。クタクタになったら、1を加えて肉をほぐし、煮汁がなくなるまで煮詰める。

Point!

フライパンに豚肉を加えたら、菜箸などで手早くほぐす。入れてそのままにすると固まってしまうので気をつけて。

小松菜のごまあえ

作り方

1 小松菜は耐熱容器に入れてふわっとラップをかけ、電子レンジ（600W）で2分加熱する。

2 1が冷めたら水けをきり、Bであえる。

オートミールごはん

作り方

ボウルにオートミール、くずした豆腐、しょうゆ、削り節を入れて切るように混ぜ合わせる。弁当箱に詰め、豚丼の具と小松菜のごまあえを上にのせる。

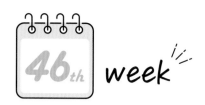

46th week

鶏肉とキャベツのトマトリゾット弁当

トマト煮をオートミールごはんの上にかけてリゾット風の味わいに。
鶏手羽元のうまみとキャベツの甘みがしみこみ、満足味！

炊飯器で

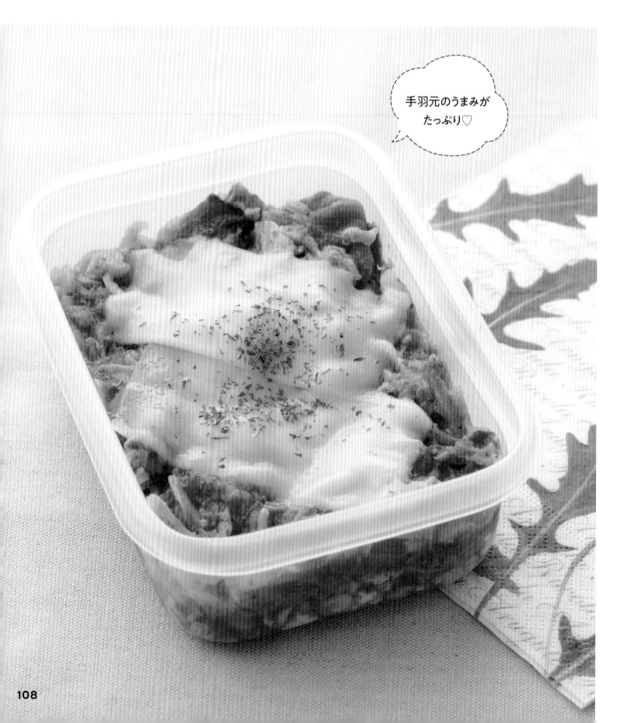

手羽元のうまみが
たっぷり♡

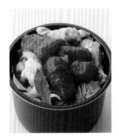

5食分材料表

鶏手羽元 ……………………… 700g
キャベツ（ざく切り）……… ½個（500g）
ホールトマト缶 ………………… 1缶
A　┌ おろしにんにく、しょうゆ、
　　│ 　ラカント® ………… 各大さじ1
　　│ 塩 ………………… 小さじ½
　　└ ローリエ …………… あれば1枚
塩 ……………………………… 小さじ½
ブラックペッパー ……………… 少々
溶けるスライスチーズ …………… 5枚
ドライパセリ …………………… 適量

オートミール …………………… 200g
木綿豆腐 ………………………… 300g
溶けるスライスチーズ …………… 2枚

1食あたり
糖質 31.8g
498kcal
たんぱく質 36.4g
食物繊維 7.3g

鶏肉とキャベツのトマト煮

作り方

1 炊飯器にキャベツ、鶏手羽元、A、トマト缶を入れて炊飯する。

2 スイッチが切れたら、手羽元を取り出して骨を取り、肉は炊飯器に戻し、塩とブラックペッパーで味を調える。

Point!

炊飯釜に余裕があれば、キャベツは入るだけ入れてOK。

オートミールごはん

作り方

ボウルにオートミールとくずした豆腐、ちぎったスライスチーズ2枚を入れて切るように混ぜ合わせる。弁当箱に詰めて鶏肉とキャベツのトマト煮をかける。半分に切ったチーズを1枚分ずつのせてドライパセリを散らす。

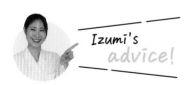

Izumi's advice!

チーズは溶けるタイプを使いましょう。スライスチーズがなければピザ用のシュレッドチーズでもいいですよ。

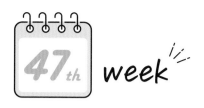

麻婆なす弁当

15分ほどのレンジ加熱で、5日分の麻婆なすをラク〜に調理。
ピリッとした辛さとオートミールごはんが、ちょうどいいバランスです。

電子レンジで

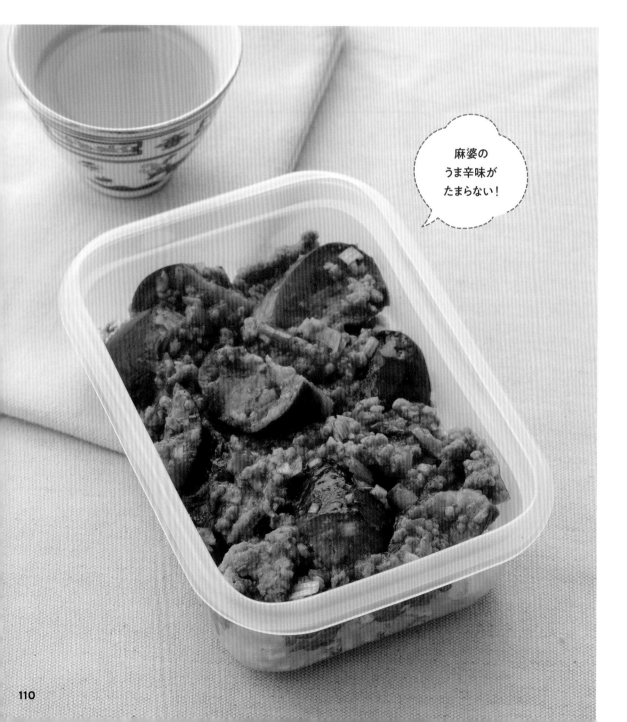

麻婆の
うま辛味が
たまらない！

5食分材料表

豚ひき肉	250g
なす (小さめの乱切り)	5本
長ねぎ (みじん切り)	1本
小ねぎ (小口切り)	適量
ごま油	大さじ2
A ┌ しょうゆ	大さじ3
┤ おろしにんにく、おろししょうが、ラカント®、みそ、豆板醤	
└	各大さじ1
片栗粉	小さじ2
塩、こしょう	各少々
オートミール	200g
木綿豆腐	400g

1食あたり

糖質 **31.6g**

404 kcal
たんぱく質 **22.5g**
食物繊維 **7.2g**

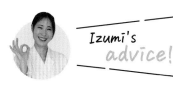

Izumi's advice!

なすは電子レンジで加熱すると意外に色が落ちにくく、きれいに仕上がります。ごま油は風味づけにおすすめです。

麻婆なす

作り方

1 耐熱容器になす、ごま油を入れて混ぜ、ふわっとラップをかけて電子レンジ(600W)で7分加熱する。

2 別の耐熱容器に豚ひき肉とAを入れてよく混ぜ、ふわっとラップをかけて電子レンジ(600W)で4分加熱する。

3 2に1のなす、長ねぎ、片栗粉を加えて混ぜ合わせ、再びふわっとラップをかけて電子レンジ(600W)で3分加熱する。

4 3を取り出し、塩、こしょうで味を調える。小ねぎを散らす。

Point!

なすは油と相性◎。ごま油でコーティングしてからレンジにかけると、うまみがついて色落ちもしにくくなる。

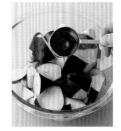

Point!

豚ひき肉は加熱後、固まりになるので、一度フォークなどでほぐす。その後、なすなどを加えて再加熱を。

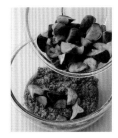

オートミールごはん

作り方

ボウルにオートミールとくずした豆腐を入れて、切るように混ぜ合わせる。弁当箱に詰め、麻婆なすをのせる。

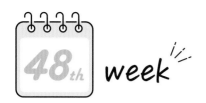

ささみとれんこんのサクサク焼き弁当

ささみはおからパウダーと混ぜ合わせ、れんこんは皮ごと焼き、
どちらもサクッと！ しょうがじょうゆとごま油で香ばしさもプラス。

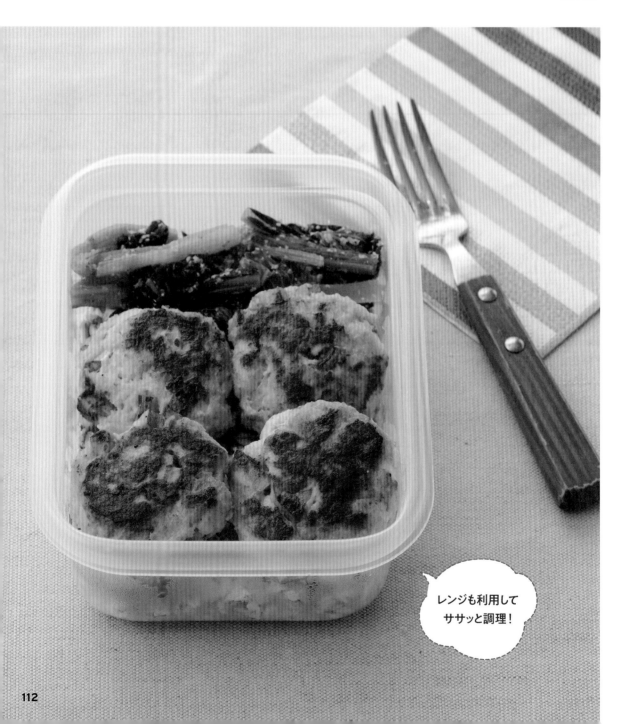

レンジも利用して
ササッと調理！

5食分材料表

鶏ささみ（1cm大に切る）	……………	600g
れんこん（皮ごと5mm角に切る）	……	200g
小松菜（3〜4cm長さ）	………	1束（200g）

A ［ しょうゆ、おろししょうが
………………………… 各大さじ2
　 塩 ………………… 小さじ½
　 こしょう ………………… 少々 ］

おからパウダー	…………………	大さじ4
ごま油	………………………	大さじ1

B ［ 白すりごま ………… 大さじ2
　 しょうゆ ………… 小さじ2
　 ラカント® ………… 小さじ1 ］

オートミール	………………	200g
木綿豆腐	…………………	400g
しょうゆ	…………………	大さじ1
削り節	………………	小袋1パック

1食あたり

糖質 **31.8g**

403 kcal
たんぱく質 **43.4g**
食物繊維 **8.3g**

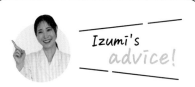

Izumi's
advice!

根菜類のれんこんは糖質量が多めですが、食べすぎなければ大丈夫。歯ごたえがあって食べごたえがあるので満足感があります。

ささみとれんこんのサクサク焼き

作り方

1 ボウルに鶏ささみ、れんこん、Aを入れ、粘りけが出るまで混ぜる。

2 1におからパウダーを加えて混ぜ、20等分して1個ずつ丸める。

3 フライパンにごま油を入れ、2を1〜2分ほど焼く。焼き目がついたら裏返し、ふたをして3分蒸し焼きにする。

Point!

ささみ、れんこん、調味料をよく混ぜたら、おからパウダーをプラス。おからパウダーによって肉だねがまとまりやすくなり、小麦粉より低糖質に。

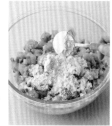

小松菜のごまあえ

作り方

小松菜は耐熱容器に入れ、ふわっとラップをかけて電子レンジ（600W）で2分加し、Bを加えて混ぜる。

オートミールごはん

作り方

ボウルにオートミール、くずした豆腐、しょうゆ、削り節を入れて切るように混ぜ合わせる。弁当箱に詰め、ささみとれんこんのサクサク焼き4個と小松菜のごまあえをのせる。

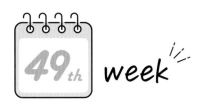

ピーマンの肉詰め弁当

みそ風味の肉だねをピーマンの輪切りに詰めてかわいい見た目に。
お弁当向きになるよう、トマト缶でしっかり煮こみます。

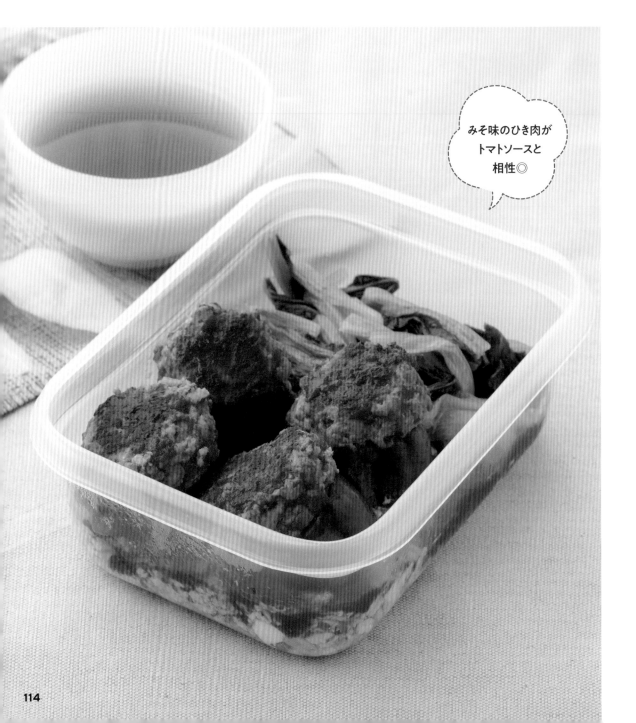

みそ味のひき肉が
トマトソースと
相性◎

5食分材料表

豚ひき肉	300g
ピーマン（4等分の輪切り）	5個
玉ねぎ（細かいみじん切り）	1個（200g）
木綿豆腐	100g
カットトマト缶	1缶
小松菜（3〜4cmのざく切り）	1束（200g）
A［ みそ	大さじ1
塩	小さじ½
こしょう	適量
おからパウダー	大さじ1〜適量
B［ しょうゆ、ラカント®	各大さじ1
塩	小さじ½強
ブラックペッパー	適量
ごま油	大さじ½
塩	少々
オートミール	200g
木綿豆腐	300g
ピーマンの肉詰めのトマトソース	残り全量

1食あたり
糖質 **31.4g**
388kcal
たんぱく質 **24.7g**
食物繊維 **8.4g**

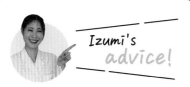

Izumi's advice!

肉詰め用のピーマンは、太めの輪切りがわが家の定番。このサイズなら、ピーマンが苦手な人でも食べやすいですよ。

ピーマンの肉詰め

作り方

1 ボウルに豚ひき肉、玉ねぎ、豆腐、Aを入れてよく混ぜ、おからパウダーを加えてまとめやすいかたさにする。

2 ピーマンの輪切りに1を詰める。

3 フライパンを油を引かずに火にかけ、2を並べ入れる。焼き目がついたらトマト缶とBを加えて10分煮る。

4 ピーマンの肉詰めを取り出し、残ったソースに塩、ブラックペッパーを加え、トマトをつぶしながら混ぜる。

Point!

輪切りにしたピーマンに肉だねをたっぷり詰める。煮るときに上下を返さないので、ピーマンからはみだしても大丈夫。

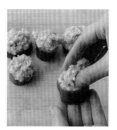

Point!

トマト缶を加えるのは、肉だねに焼き目がついてから。ホールを使う場合は、果肉をつぶしておくと煮こみやすい。

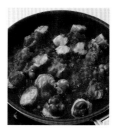

小松菜のナムル

作り方

1 小松菜は耐熱容器に入れ、ふわっとラップをかけて電子レンジ（600W）で2分加熱する。

2 1が冷めたら水けをきり、ごま油と塩少々で味を調える。

オートミールごはん

作り方

ボウルにオートミールとくずした豆腐を入れ、ピーマンの肉詰めの残りのトマトソースを加えて混ぜる。弁当箱に詰めてピーマンの肉詰め4個と小松菜のナムルをのせる。

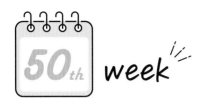
大葉のから揚げ弁当

定番のから揚げをちょっとアレンジ。鶏むね肉に大葉を混ぜて香りよく、
さっぱり仕上げます。にんじんの副菜で彩りも鮮やかに。

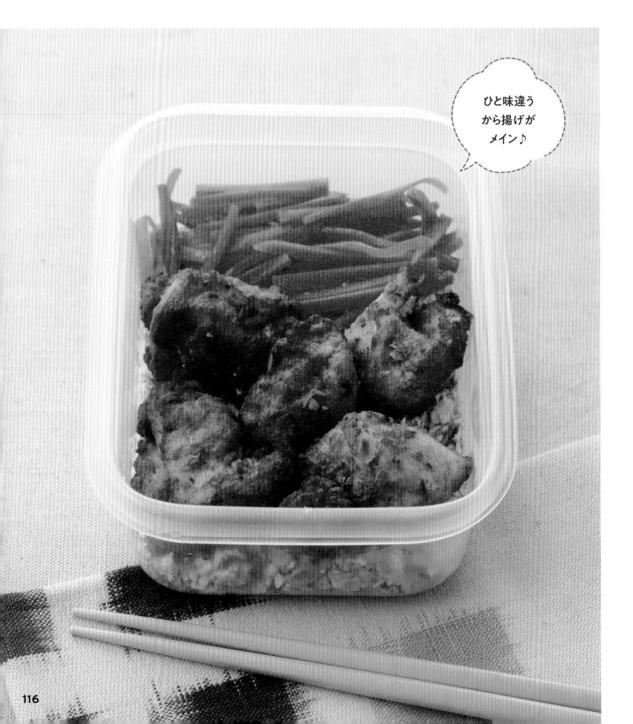

ひと味違う
から揚げが
メイン♪

5食分材料表

鶏むね肉 (そぎ切り)	………………	600g
大葉 (刻む)	………………	8枚
にんじん (細切り)	………………	1本 (150g)
A マヨネーズ	………………	大さじ2
おろししょうが、しょうゆ、酒	………………	各大さじ1
塩	………………	小さじ1
大豆粉	………………	大さじ4〜5
揚げ油	………………	適量
塩	………………	少々
ごま油	………………	大さじ1
オートミール	………………	200g
木綿豆腐	………………	400g
B しょうゆ、ごま油	………………	各大さじ1
削り節	………………	小袋2パック
大葉 (みじん切り)	………………	8枚

1食あたり
糖質 **28.0**g
543kcal
たんぱく質 **40.2**g
食物繊維 **6.7**g

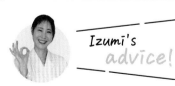

Izumi's advice!

から揚げの鶏むね肉は、そぎ切りが◎。肉の繊維が断ち切られて、加熱後もかたくなりにくいから試してみてくださいね。

大葉のから揚げ

作り方

1 ボウルに鶏肉と大葉を入れ、A を加えてもみこみ、10分ほど漬ける。

2 フライパンに揚げ油を熱し、1 に大豆粉をまぶして入れ、鶏肉に火が通るまで揚げる。

Point!

鶏むね肉に大葉をたっぷりプラス。その後マヨネーズを混ぜると、肉がやわらかくなってパサつきにくくなる

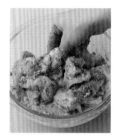

にんじんのナムル

作り方

1 にんじんは耐熱容器に入れてふわっとラップをかけ、電子レンジ (600W) で2分加熱する。

2 1 の水けをきり、塩少々とごま油で味つけする。

しそ風味オートミールごはん

作り方

ボウルにオートミールとくずした豆腐、B を入れて切るように混ぜ合わせる。弁当箱に詰め、大葉のから揚げとにんじんのナムルをのせる。

Point!

オートミール & 豆腐のごはんに細かく刻んだ大葉と削り節をプラス。風味も彩りもグンとよくなって食べやすい。

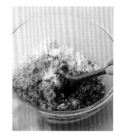

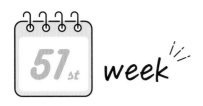
ちくわのから揚げ弁当

なんと、ちくわの中にひき肉が！ 食べたときの驚きと楽しさで満足感が倍増。
ひき肉を使った副菜もピリッと辛くて食べ飽きません。

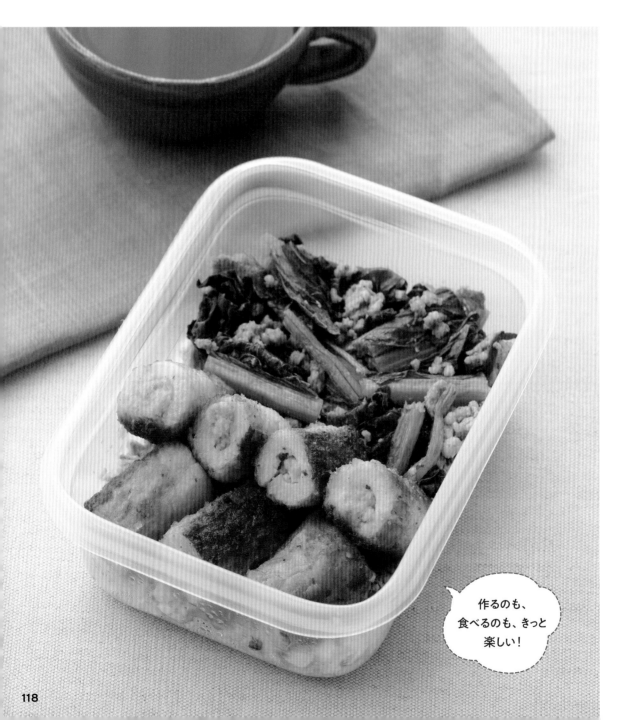

作るのも、
食べるのも、きっと
楽しい！

5食分材料表

豚ひき肉	200g
ちくわ	12本
小松菜 (3〜4cm長さ)	1束 (200g)
A [しょうゆ、酒	各大さじ1
おろしにんにく、おろししょうが	各小さじ1
大豆粉	大さじ3
油	大さじ1〜2
B [酒、しょうゆ、おろしにんにく、豆板醤、ラカント®	各小さじ1
塩	少々
オートミール	200g
木綿豆腐	400g
ごま油	大さじ1

1食あたり

糖質 **34.6g**

455 kcal
たんぱく質 **27.8g**
食物繊維 **6.0g**

Izumi's advice!

ひき肉は手で簡単にちくわの中に詰められます。ただし、10g以上詰めると切り目が開いてしまうので、詰めすぎない程度に。

ちくわのから揚げ

作り方

1 ちくわに縦に1本切り込みを入れ、切り目を開いて豚ひき肉を10gずつ詰める。全部詰め終わったら、長さを3等分に切る。

2 ポリ袋に**A**を入れて混ぜ、*1*を加えて10分ほど漬ける。

3 フライパンに油を熱し、*2*に大豆粉をまぶして入れ、転がしながら5〜6分揚げ焼きにする。油は少量なので、炒めるような感覚。

Point!

ちくわに縦に1本切り目を入れて開き、豚ひき肉を詰める。切り目がぴったり閉じず、少し開くくらいでも大丈夫。

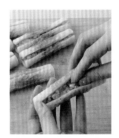

Point!

にんにくとしょうがを加えたしょうゆだれにちくわを漬け、冷凍しても味が落ちないようにしっかり味をなじませる。

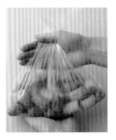

小松菜とひき肉のうま辛炒め

作り方

1 フライパンを油を引かずに火にかけて豚ひき肉の残り80gを炒め、火が通ったら、小松菜を加えて炒める。

2 しんなりしたら**B**を加えて、味をみて塩で調える。

オートミールごはん

作り方

ボウルにオートミール、くずした豆腐、ごま油を入れて切るように混ぜ合わせる。弁当箱に詰め、ちくわのから揚げ、うま辛炒めをのせる。食べるときはうま辛炒めとごはんを混ぜて食べるとおいしい。

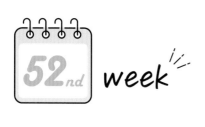

鶏チリ弁当

鶏むね肉がかたくならないように、マヨネーズをもみこみます。
味もまろやかになって、ピリッと辛い味つけともぴったりに。

フライパンで

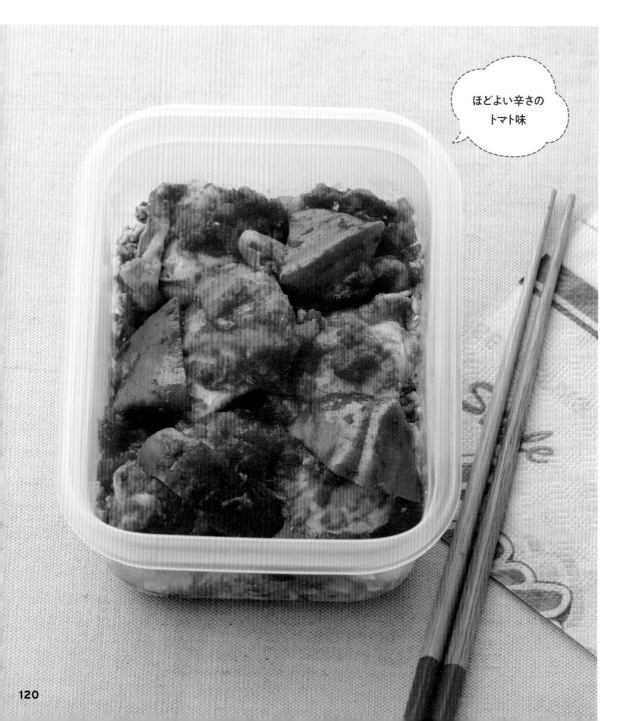

ほどよい辛さの
トマト味

5食分材料表

鶏むね肉 (そぎ切り)		500g
玉ねぎ (みじん切り)		1個 (200g)
ピーマン (小さめの乱切り)		1袋 (4〜5個)
カットトマト缶		1缶
マヨネーズ、油		各大さじ1
大豆粉		大さじ3
A	ラカント®	大さじ2
	しょうゆ	大さじ1
	豆板醤	大さじ½
	おろしにんにく、おろししょうが	各小さじ1
塩		小さじ1
オートミール		200g
木綿豆腐		300g
鶏チリソース		100g

1食あたり

糖質 **31.4g**

486 kcal
たんぱく質 **31.9g**
食物繊維 **7.3g**

鶏むね肉の鶏チリ

作り方

1　鶏肉にマヨネーズをもみこんで10分おく。

2　1に大豆粉をまぶし、油を熱したフライパンで2分焼く。ひっくり返して1分ほど焼き、両面に焼き目がついたら一度取り出す。

3　同じフライパンで玉ねぎを炒め、白っぽくなったらトマト缶とAを加えて5分ほど煮る。

4　ある程度煮詰まって汁けが少なくなってきたら、塩で味を調え、鶏肉を戻し、ピーマンを加えて2分ほど煮る。

Point!

火が通りやすいピーマンは、仕上がる少し前のソースが煮詰まったころに加えて、軽く火を通す程度で十分。

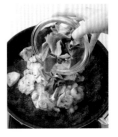

オートミールごはん

作り方

ボウルにオートミール、くずした豆腐、鶏チリソースを入れ、切るように混ぜ合わせる。弁当箱に詰め、鶏むね肉の鶏チリをのせる。

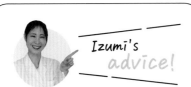

Izumi's advice!

鶏チリの玉ねぎを炒めるとき、もし油が足りなければ小さじ2くらい（分量外）足して、焦がさないように炒めてくださいね。

「いずみ流 やせ弁」のおかげで健康的にやせました！

やせ弁のおいしさに魅せられて始めた多くの人が、ストレスフリーでやせています。
その体験談をご紹介。

CASE 01　みいちゃん（50代）

いつも会社にいずみさんのやせ弁を持っていきます。**苦労なくダイエット**することができ、**3か月強で9kg減！**　写真は同じ服を着ていますが、周囲から「若くなった」「きれいになった」と言われました。

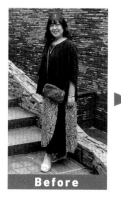
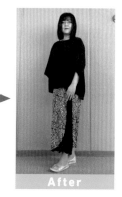

Before　After

CASE 02　もまさん（29歳）

運動込みですが、**4か月で75kg→65kg、10kgの減量に成功**しました。ダイエットの理由は、ビフォーの写真の自分の胴回りの太さにショックを受けたからです。人生初のダイエットでオートミールも初めて食べましたが、いずみさんのレシピが一番おいしかったです！

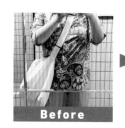
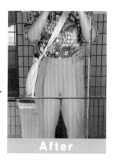

Before　After

CASE 03　はむちさん（54歳）

いずみさんのやせ弁を食べ始めたら、今まで1週間近く出ないこともあった**慢性の便秘が解消**。毎日健康的ないい便が出るようになりました。それだけでなく**5か月で体重が5kgも減った**んです。毎日元気に仕事ができています。

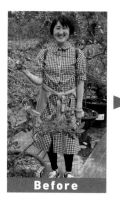
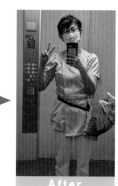

Before　After

結果が出る やせ弁 にハマる人続出！

りっくん（20代）

職場の健康診断で肝機能やBMIの数値が悪くダイエットを決意。最初はご飯をオートミールに置きかえるだけでしたが全然続かず、そんなときにバリエーション豊富ないずみさんのやせ弁に出会いました。そのおかげで**半年で約12kgの減量に成功**しました！

らむくんママ（50歳）

いずみさんのやせ弁レシピは本当に作りやすくて簡単！　以前動くのが辛い時期があったのですが、そのときに冷凍保存で作りおきできるこのお弁当にかなり助けられました。糖質制限したいと思っていた私にぴったりで、**2か月で3〜4kgやせる**ことができました。

ひまわりのタネさん

いずみさんのやせ弁レシピをずーっとダイエットに活用しています。始めてからもう8か月近くになりますが、**私はマイナス30kg、夫はマイナス40kg、息子はマイナス10kg**です。麻婆厚揚げと豚ニラつくねをヘビーローテーションしています。

nahema Yさん

会社で午後になると眠くなってしまうため、眠気対策で糖質オフを始めようと思い、作りやすそうでおいしそうないずみさんのやせ弁を作り始めました。**眠くなることもなくなり、さらに48kgから46kgになりました。**今がベスト体重です。

seulcontretous4さん

いずみさんのやせ弁、どれもおいしくて大好きなのですが、私のおすすめは「キーマカレー」です。作っては冷凍保存でストックし、ハマりすぎて3か月続けました。**体重も自然に4kg近く落ちていました。**

無敵の人さん

いずみさんの動画には本当に感謝しています。いずみさんのやせ弁を作って毎日おいしく食べ続けていたら、**5か月で15kgもやせられました。**びっくりしています。これからもいずみさんのやせ弁で体重をキープします。

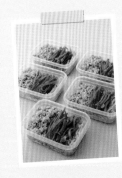

苦労なく短期間で結果が出ていたり、マイナス10kg以上のダイエットに成功する人もいて、驚きました。何より嬉しいのは「おいしかった！」という声。これからもダイエットを意識することなく、笑顔でやせ弁を食べていたら、いつのまにかやせて健康になったという人が増えますように。

おわりに

私の初めての著書をお手に取っていただき、ありがとうございます！
「なんだ、よくある糖質制限の本か」と避けずに、お読みいただけたことに感謝致します。糖質制限と聞くと「炭水化物は食べられない（食べてはいけない）」と思う人が多いかもしれませんが、私の考えは少し違います。

大切なのは「糖質とどう付き合っていくか」であって、食べてはいけないものではありません。私自身、ふだんはオートミールとともにお米もほぼ毎日のように食べています（厳密に言えば減量したい期間は、お米やパンなどの糖質を控えていますが、現在は維持期なので適量を食べています）。
大事なのは「適正な糖質量を守ること」であり、不摂生した分は「節制して取り戻すこと」です。

私は週末に外食やお菓子を楽しみたいので、その代わりに平日は本書で紹介したやせ弁を食べています。平日に健康貯金をして、週末でその貯金を使っている感覚に近いでしょうか。
最初のうちは何をどれぐらい食べてよいのかわからないと思いますが、やせ弁を食べる中で、自分の適正な食事量が見えてくると思います。ダイエット目的で始めたお弁当生活ですが、便利すぎて今では生活に欠かせないものになっています。

一人暮らしでも家族で暮らしていても、男女関係なく、またどの世代でも手軽に作れておいしく、さらに自分で気づかないうちにやせることが可能です。ぜひ一度試していただけたら嬉しいです！

2024年2月吉日　いずみ

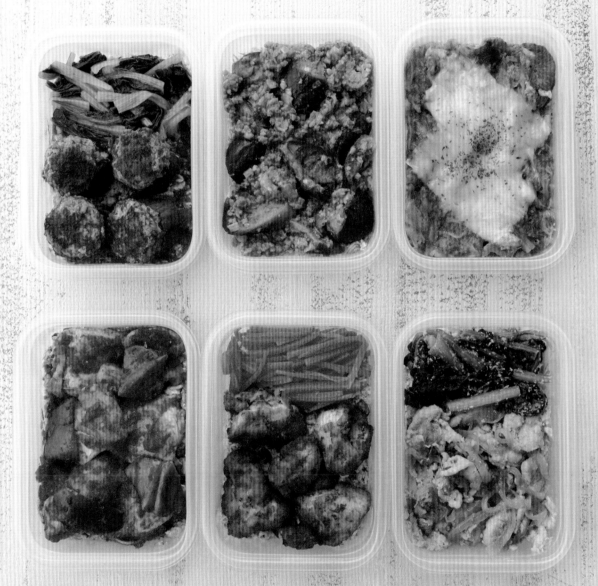

食材別INDEX

※オートミールごはんに使用するオートミールと豆腐は記載していません。

※ブロッコリーなど、つけ合わせ用の食材は含まれていません。

著者：いずみ

管理栄養士、ケトジェニックアドバイザー。産後は特別なことをせずに糖質オフの食事だけで、2か月で8kgの減量に成功。その後、YouTubeチャンネル「糖質オフ専門・いずみの太らない食生活」で、1週間分作って冷凍しておける「糖質オフ弁当」のレシピを紹介し大人気となる。1日3食のうち1食を「いずみ流やせ弁」にするだけで自然にやせていき、且ついつものお弁当よりもおいしいと評判に。子育て世代はもちろん、学生、ひとり暮らし、シニア世代など幅広い層に受け入れられている。

YouTube　糖質オフ専門・いずみの太らない食生活
TikTok　　@izumi.keto
Instagram　@izumi.low_carb

糖質オフのハマるやせ弁365
2か月で8キロやせ！　1週間分ササっと冷凍作りおき！

2024年2月28日　初版発行

著　者　いずみ

発行者　山下　直久

発　行　株式会社KADOKAWA
　　　　〒102-8177　東京都千代田区富士見2-13-3
　　　　電話　0570-002-301（ナビダイヤル）

印刷所　図書印刷株式会社

製本所　図書印刷株式会社

●お問い合わせ
https://www.kadokawa.co.jp/（「お問い合わせ」へお進みください）
※内容によっては、お答えできない場合があります。
※サポートは日本国内のみとさせていただきます。
※Japanese text only
定価はカバーに表示してあります。